医療と行動分析の交差点

隠れたカラクリを探る

蒲生裕司
GAMO Yuji

日本評論社

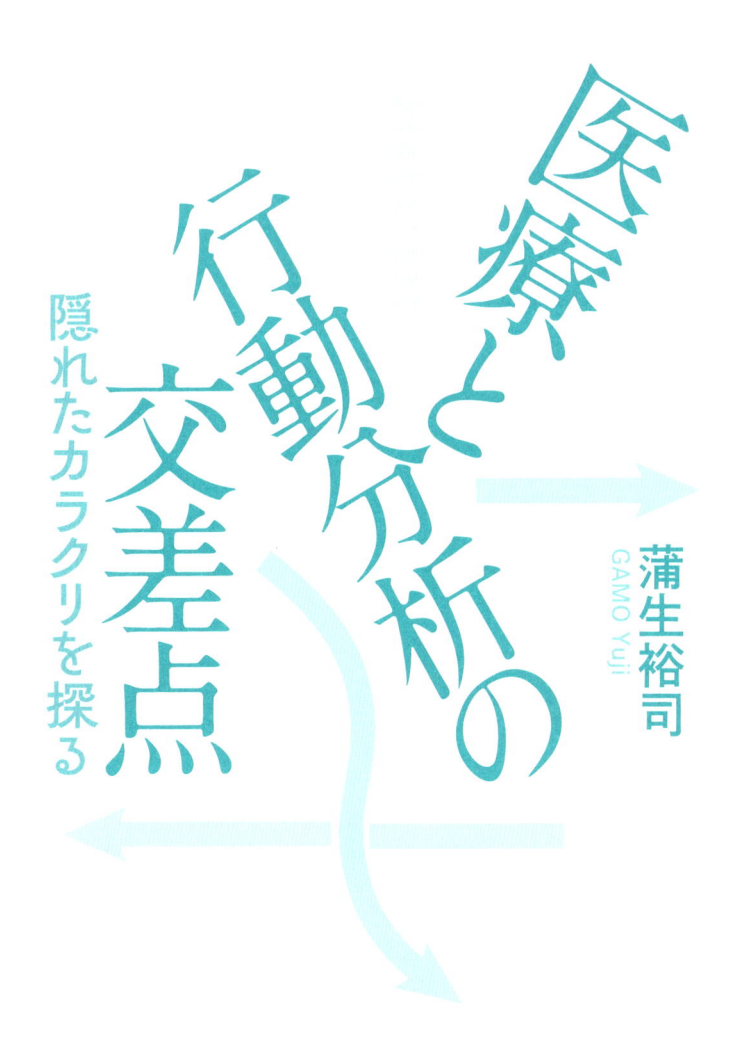

まえがき

現代社会において、医療の役割はますます重要性を増しているように感じられます。現代の医療は、単に怪我や病気の治療にとどまらず、予防医療、リハビリテーション、健康増進、アンチエイジング、美容、さらにはある種の娯楽などにまで広がっています。もはや〝何でも屋さん〟みたいな様相でもあり、医療を受ける側も提供する側も、医療というものを把握するのが大変に難しくなってきました。ですから、これからさらに複雑で多様化すると思われる、医療システムや医療ニーズに対応するための新たなアプローチが求められているのは当然のことだと思います。そこで、本書では、医療の仕組みを「**行動分析学**」という切り口で考えることで、複雑で多様化していく医療をシンプルに捉え直そうと企みました。

医療はさまざまな要素から成り立っています。まず、医療機関や医療従事者が提供する治療やケアがあります。これには、病院、クリニックなどが含まれ、医師、看護師、薬剤師などの専門家が関与しています。さらに、薬品や医療機器の供給、医療保険制度、政府や自治体による医療政策などの多岐にわたる要素が複雑に絡み合っています。

また、現代の医療では、患者中心のアプローチが重視されています。患者の生活の質を向上させることを目指し、個別化された治療計画やケアが求められます。このため、医療従事者は患者とのコミュニケーションを密にし、患者のニーズや希望を尊重する姿勢が重要です。また、医療の提供にはチーム医療の概念が導入され、複数の専門家が協力して治療に当たることが推奨されています。

一方、行動分析学とは、人間の行動を科学的に分析し、予測し、制御する学問です。行動分析学は、行動に変化をもたらすための具体的な手法や戦略を提供し、患者がみずからの健康管理に積極的に関与するためのサポートをします。そして、この学問の視点を医療に応用することで、患者の行動変容を促し、治療の効果を最大化することが可能になります。

たとえば、慢性疾患の管理において、患者が規則的な運動や適切な食事を継続することは非常に重要です。しかし、多くの場合、患者は日常生活のなかでこれらの行動を維持することが難しいと感じます。ここで行動分析学の手法を用いることで、患者のモチベーションを高め、行動の継続を支援することができます。私も依存症、嗜癖性障害（とくにギャンブル行動症）の治療に行動分析学を応用することで、かなりの治療成果を得ることができました。

本書の目的は、医療の現場で行われていることに、行動分析学の視点を取り入れることです。各章では、医療を代表すると思われる概念、行動について行動分析学の視点を中心に解説を行っています。ただ、私が精神科医ということもあり、どうしても精神科の話が多くなってしまうことをお詫びしないといけません。

本書は、基本的に『こころの科学』という雑誌の連載に加筆をしたものです。なかには少し、古い情報を紹介しているところがあるかもしれません。もし「あれ？　情報が古いな」と感じられたら、ぜひとも最新の情報を本書の視点で考えていただけたらと思います。また、本書で登場する精神疾患の名称については、米国精神医学会（ＡＰＡ）による診断分類の最新版ＤＳＭ－５－ＴＲのものを採用しました。違和感を抱く読者の方もおられるかと思いますが、ご了承いただけますと幸いです。

本書を行動分析学の恩師である、佐藤方哉先生、坂上貴之先生に捧げます。まだまだ勉強が足りない、行動分析学を理解していないと叱られそうですが、複雑怪奇な医療の世界を「行動」の視点で分析しようと試みた心意気を評価していただけたら嬉しいです。

また、日本評論社の木谷陽平さんには原稿が大幅に遅れたにもかかわらず、「根気強く執筆する」という行動の確立操作をしていただきました。こころよりお詫びとお礼を申し上げます。お詫びばかりの人生です。

最後になりますが、本書が、医療従事者や医療に関心をもつ読者のみなさんにとって、医療を実践する、あるいは医療を受ける際に役立つ知識やアイデアを提供する一助となることを願っています。そして、患者さんの健康の向上に少しでも寄与することができれば幸いです。

以上、まえがきでした。あとがきはナシです。それでは、本編をお楽しみください。

医療と行動分析の交差点 ＊ 目次

序章　「医療という行動」ってどういうこと?

◆呪います

『黄帝内経素問《こうていだいけいそもん》』という素敵な書物があります。紀元前２００年頃の前漢から２２０年頃の後漢にかけて編纂されたと考えられている、東洋医学の理論に関する代表的な書物です。これは黄帝という伝説上の王様が、岐伯《ぎはく》という名前の医師などにアレコレと質問をするという形式で、当時の医学について記したものです。黄帝とは聞き慣れない名前だと思われるかもしれませんが、あの「タモさん」で有名なドリンク剤の名前にも使用されていますので、実はみなさんの身体のなかにも黄帝の名が染み込んでいるかもしれませんね。

さて、その黄帝内経素問の「移精変気論篇　第十三」という部分に以下のような記述があります。後で意訳を示しますので、漢字や漢文が苦手な方は読み飛ばしていただいても一向にかまいません。

黄帝問曰　余聞古之治病　惟其移精変気　可祝由而已。
今世治病　毒薬治其内　鍼石治其外　或癒或不愈　何也。
岐伯対曰　往古人居禽獣之間　動作以避寒　陰居以避暑。
内無眷慕之累　外無伸官之形。
此恬憺之世　邪不能深入也。
故毒薬不能治其内　鍼石不能治其外。
故可移精祝由而已。

（意訳）
黄帝がお尋ねになられました。
「岐伯は、ずっと昔の人々は、病人に対して精神を動かし、気の流れを変える『祝由』だけで病気を治したって話、聞いたことある？　でも、今の世の中では、薬で身体の内側をケアして、鍼や石で身体の外側を整える。そんな治療法が当たり前なわけじゃん？　だけど、不思議なことに、治る病気もあれば、なかなか治らない病気もあるわけさ。これは、なんでだろう?」

岐伯がこう答えました。

「昔々、人々の生活はずっとシンプルでした。彼らは鳥や動物たちと一緒に暮らし、自然の一部として息をしていたのでございます。寒い冬が来れば、彼らは体を動かし、寒さを笑顔で乗り切りました。暑い夏の日には、木陰の涼しさを見つけては、暑さを忘れました。未練や羨望、出世の競争などは彼らの辞書にはなかったのでございます。日々は穏やかで、淡々と流れておりました。したがいまして、邪気なんてものは、彼らの心に侵入する余地など微塵もなかったのです。そのような時代には、薬物で身体を治す必要もなく、鍼や石に頼ることもございませんでした。病気になった時、彼らはただ祝由だけで治療したのでございます。この力は、病人の精神を優しく包み込み、自然と共にあることの大切さを思い出させたのです。この古い時代の人々は、自然と調和し、心の平穏を保つことで、病気に立ち向かったのです。彼らにとって、心の平穏こそが最高の薬でした。病は心から来ることを彼らは知っていたのです。だから、心を整えることが、最も重要な治療だったのでございますなぁ」

ここに、「祝由(しゅくゆう、しゅくゆ)」という聞き慣れない言葉が出てきました。祝由とは、呪符や祈りにより病を癒す方法です。いわゆる呪《まじな》い(咒)です。「のろい」ではなく「まじない」ですよ。

古代の「医術」はもともと「巫術《ふじゅつ》」だったともいわれています。昔は「医者」のことを「毉《くすし》」と書いたのですが、このなかに「巫」という字が入っていることにお気づきでしたか？

「巫」、それは時の彼方から神々に仕え、神意を世に伝える存在。女性は「巫《めかんなぎ》」と呼ばれ、男性は「覡《おかんなぎ》」と称されました。彼らは、神と人との架け橋であり、神秘の世界と現実の世界をつなぐ、まるで魔法のような存在です。彼らの役割は、ただの伝達者にとどまらない。神の意志を読み解き、時には祈り、時には予言し、人々に神のメッセージを届けます。その姿は、今では伝説のように語られることになりましたが、かつてはきっと、彼らの言葉一つひとつが、人々の生活に深く根づいていたのでございましょう。

◆人と病との呪術廻戦

さて、「神和《かんな》ぎ」という言葉には、神と人との和やかな関係という意味が込められています。巫や覡はその和を取りもつ存在です。彼らは、人々と神々の間に立ち、異なる世界の調和を図る呪術師でありました。巫覡たちの伝えた神々の言葉は、姿や形を変えて、今でも私たちの文化の一部として残り、私たちの心に静かに響きわたっているのです。何しろ、時が流れても、人々が神秘を求める心は変わらないですから……。

巫術は神霊や精霊、時には死霊とさえも交信してしまう、不思議な技術です。この神秘的な世界とつながる能力をもつ人々を、巫医と呼びました。彼らは、そんじょそこらの医師ではなく、神々の声を聞き、霊的な力を使って病を癒す存在です。そして、彼らが行う治療、それこそが祝由なのです。この巫医による祝由というものは、ただの治療とは違って、まさに呪術です。彼らは、病気や苦しみの根源に、超自然的な力を使ってアプローチすることで、人々の身体だけでなく、心や魂にも働きかけます。巫医の世界は、私たちの目には見えないものがいっぱいです。彼らは、目に見えない力を信じ、それを使って人々を癒します。その方法は、今の私たちにはちょっと信じがたいかもしれませんが、古代の人たちにとっては、それが自然なことだったのでしょう。

明の時代（1368〜1644）の医療制度では大方脈（内科）、小方脈（小児科）、婦人科、瘡瘍科（皮膚科）、鍼灸科、眼科、口歯科、咽喉科、接骨科、傷寒科（感染症）、金鏃科（戦傷）、按摩科に加え、祝由を専門とする祝由科が名を連ねており、一般の医療として実践されていました。

日本では律令制度の下で、宮内省が管轄する典薬寮（てんやくりょう、くすりのつかさ）という機関があり、医博士、針博士、按摩博士、薬園師などのほかに、呪術によって治療を行う呪禁《じゅごん》博士、呪禁師、呪禁生がいたのです。まさに人と病との呪術廻戦ですよ。ただ、残念なことに祝由も呪禁も時代とともに表舞台からは消えてしまいました。表舞台からは……。

神々や霊と人間をつなぐ巫医の存在は、今の私たちにとっても、何だかロマンチックで、神秘的な響きがあると思いませんか？　彼らのもっていた力、そして祝由という治療法は、現代を生きる私たちに、もしかしたら大切な何かを教えてくれるかもしれません。霊的なものと科学的なもの、両方のバランスを取ることこそが、本当の意味での健康につながるのかもしれません。

何だか、いきなり怪しい話になってしまいましたね。

◆医療、医学、医術

さて、医療、医学、医術の違いは何でしょう？

医療は「病気を治そうとする行為の総体」という定義がありますが[1]、ここでは、予防という視点も加えて「病気を治す、あるいは予防する行為の総体」と定義しておくことにしましょう。

医療、医学、医術。これらの言葉が織りなす世界は、実に広大で深遠です。そう、医療とは、まるで広い海のようであります。そのなかには病を治す、あるいは予防するという大きな目的が絶え間なく揺れ動いているのです。そしてその海を探検するための海図、それが医学です。医学は学問として、医療の海を測り、理解しようとします。船の舵をとる技術、それが医術です。医術は医療の海を実際に航海するための技と知恵であります。

この大海には、さまざまな島が点在しています。西洋医学の島もあれば、漢方や鍼灸、あん摩のような伝統医療の島もあります。整体やカイロプラクティック、オステオパシーの島も。そして「焼いたネギ」を首に巻くような、おばあちゃんの知恵袋的な民間医療の島も存在します。

これらの島々は、それぞれ独自の風景をもち、それぞれに訪れる価値があります。そして、それぞれの島には、それぞれの治療法があるわけです。それらは互いに異なるようですが、時には互いを補完するために交流します。この広大な医療の海を旅することで、私たちは多様性という宝物を見出し、より豊かな健康を手に入れることができるのです。

つまり、医療を中心に据えると、医学は「医療に関する学問」、医術は「医療を行うための技術」となります。当然ですが上記のように、医療は必ずしも現代の西洋医学に基づく必要はないことになるわけです。

たとえば、東京都足立区に西新井大師と呼ばれる真言宗の古刹があります。その存在は、まるで空を裂く雷鳴のように圧倒的で、目の前に立つだけで周囲の空気が震えるようです。その圧倒的なオーラは、周囲のすべてを飲み込み、弘法大師空海様のお力で世界を変えると思わせるに十分すぎるほどでありますが、この西新井大師には、一風変わった信仰の形が息づいております。ここに鎮座する塩地蔵、その名の通り塩に覆われたお地蔵様は、何とも奇妙で、神秘的な存在であります。信者様たちは、この塩を患部に塗ることで病が癒えると信じ、祈りを捧げます。私自身も、この不思議な力に何度も救われました。しかし、この信仰にはある掟があるのです。それは、病気が治れば、持ち帰った塩の2倍をお地蔵様にお返しすることです。神仏への願いが叶った際には、感謝の意を示すこと。それが、この神秘の地での、見えないけれど確かなルールなのであります。

医療とは、なんと奥深く、幅広い概念なのでしょう。ただし、病を癒すあらゆる試みを一概に医療と呼ぶことには、どこか違和感があります。それは、現代医療の看板文句である「科学的」や「エビデンス」という言葉が頭に浮かんでくるからかもしれません。

たしかに、科学的なアプローチは、より安全で確実な治療法を求めるうえで不可欠でしょう。そしてエビデンス。それは複雑怪奇な現代社会において、広く効果をもたらす医療のためにも、なくてはならない存在となっております。しかし、それですべてを語れるわけではございません。医療の奥底には、もっと多様な価値観や信念が渦巻いているのですから……。

◆最先端の医療が最良の医療？

さて、医療といえば血がつきもの。というわけで、瀉血の話をしましょう。

これはまさに医療の古典、血管に針を刺し血を抜くという、今では信じがたい治療法でございます（とはいえ、現代医学でも一部の疾患に瀉血が有効というデータがあります）。

古代ギリシャのヒポクラテスは、体液の不均衡から病が生じると考え、血を抜くことでそのバランスを取り戻そうとしました。さらに、ガレノスのような古代の医学者は、瀉血こそが万能薬と断言していました。中世から18世紀の米国やヨーロッパでは、便秘から発熱、疲れに至るまで、瀉血が治療の中心でした。あたかも、葛根湯の如き様相です。葛根湯は風邪薬として知られていますが、昔から風邪以外のさまざまな症状にも使われておりました。「葛根湯医者」という落語のように、どんな症状にも処方される万能薬だったのであります。

「おまえ、どうしたんだい？　どっか具合が悪いのかい？」

「先生ね、あっしは頭が痛くてしょうがないんですよ？」

「あぁ、それは頭痛だ。よしよし、葛根湯をあげるから、それをおあがり」

「先生、あっしは、何だか腹が痛いですよ」

「おや大変だ。それは腹痛だね。葛根湯をあげるから、おあがり」

「あっしは、足が痛いんですよ」

「それはいけないね。足痛だ。葛根湯をあげるから、おあがり」

「あっしは、兄貴が足が痛いって言うんで、一緒について来ただけでございます」

「あー、それは、付き添いだね。それはいけない。退屈だ。葛根湯をおあがり」

もし、当時、日本でも瀉血が行われていたら、葛根湯と同じように落語になっていたかもしれません。とはいうものの、当時は瀉血こそが最先端で最も科学的であり、信頼される治療法の一つであったことに間違いございません。今でこそ馬鹿馬鹿しいと思えるかもしれない治療法ですが、何せ、元大統領にも行うほどの治療だったのですから。米国の初代大統領であるジョージ・ワシントンは風邪を患い、呼吸が苦しくなっていました。その治療として瀉血が用いられたのです。その結果、ワシントンは風邪をこじらせたからではなく、瀉血で血を抜かれすぎたため死亡したといわれています。現代であれば医療事故ですよ。

デカルトの「動物機械論」を人間にも応用し発展させた、ラ・メトリーの「人間機械論」などに代表される17世紀の「科学革命」によって、医学の視点にも革命的な変化が起こりました。現時点では科学的なエビデンスがあると思われる治療法も、新たな科学革命が起これぱまったく異なる視点で評価されてしまい、何十年、何百年後の未来人からすれば「科学的な根拠のない野蛮な治療」と思われるのかもしれません。

しかし、そこには医学の進歩という希望がございます。古いものが新しいものに取って代わる、それが進化の過程です。私たちが生きるこの世界は、絶えず変化していくものです。古い理論は新しい理論に置き換わり、かつての信仰は新たな洞察によって再評価される。それが科学革命の、また医学進化の本質であり、現在の治療法が未来において時代遅れになることは、医学が常に進歩していることの何よりの証明です。未来人に恥じる必要は何一つとしてございません。最先端の治療とは、常に変化し続ける医学の象徴であります。私たちは常に新しい知識を追い求め、進化の一環となることを忘れてはなりません。

◆科学的であること、エビデンスがあることは関係ない？

科学的であること、エビデンスに基づいていることはその治療の信頼性、安全性にとって重要であると記しました。けれども、この世界の片隅では、科学的根拠を求めずに治療（あるいは、予防）を受ける人々がいる。それはなぜでしょうか？

それは、人々の心の底に、医療に対する不安が渦巻いているからです。

現在では、COVID‐19、いわゆる新型コロナウイルスのワクチン接種がだいぶ進み、一時のようにワクチンを接種してもらうために行列ができるような状況ではなくなりました。私も医療関係者ということで、すでに数回の接種を終えました。

世界保健機関（WHO）や国は、科学的エビデンスに基づいて接種を推奨しています。ところが、「新型コロナウイルス感染者の大多数が軽症にもかかわらず、何十年も先の安全性がまだわかっていない遺伝子ワクチンを国民全員に接種する必要があるのか？」「接種後に死亡するような副反応が出現するワクチンは危険だ」などのワクチン接種を疑問視する発言もみられます。そして、マスコミも「ポジティブな情報だけでなく、ネガティブな情報も取り上げることがメディアの役目である」とし、このような発言を取り上げて、むしろ不安を煽る方向に動こうとすることがあります。私が担当している患者さんからもワクチンへの不安を聞かされることが多く、なかには「ワクチンを接種するのが不安でたまらなくて、いただいた抗不安薬を多めに内服してしまいました」と話す方もいました。ワクチン接種は不安でも、薬を過剰に内服することへの不安はないというのは、とても興味深いと思いませんか？

このように、緊急性が高いにもかかわらず、自己決定が困難な複雑な問題に関しては、その意思決定がむしろ科学的エビデンスを無視する方向になりがちです。もちろん、ワクチンの接種に限らず、医療行為において、本人の自己決定権を奪うような強制をするべきではないのですが、その決定をサポートするはずの科学的エビデンスが、場合によっては「陰謀による情報操作」とまでされるのです。

医学は非宗教的で超自然科学を排除する傾向にありますが、一方で、塩地蔵様や呪術のような科学的根拠のない選択肢が、今日でも人々に支持されています。

この世界には、見えない何かが常に渦巻いています。科学がすべてを説明し尽くすことは決してなく、人々の信じる力、不安を抱える心が、時として、最も大きな影響力をもっているのです。それが私たちの生きる世界の現実であり、これからも変わることはないでしょう。科学の進歩とともに、人々の心の内も理解し、寄り添う必要があるのです。それが医療の真の形なのかもしれません。

◆突然ですが、行動です

ここまで、医学は最先端の科学的エビデンスに基づいたものを指向する一方で、医療は非科学的な医術も選択することを述べてきました。「指向する」とか「選択する」というのは、言い換えれば、意思決定の問題です。

では、なぜ私たちは、意思決定などということをするのでしょうか?

それは、**行動を選択するため**であります。まだ診療報酬が認められていないような最先端の治療を選ぶことも、診療報酬から外されてしまうような科学的エビデンスに乏しい治療を選ぶことも、治療を提供する、あるいは、治療を受けるという行動の選択です。

もちろん、医療を構成するものは治療だけではありません。治療を受ける前に、受診というものがあります。受診して、検査をして、診断をします。診断が出たら治療方針を決定し、場合によっては薬を処方します。慢性疾患であれば、その薬をのみ続けることも必要です。入院することも必要かもしれませんし、退院後に健康的な生活を維持するための取り組みも必要でしょう。それだけではありません。新しい治療法を開発することや、それを診療報酬に適用するための議論も欠かせません。このように、医療はさまざまな「行動」で成立しているのです。そうそう、「病気になる」のも行動です。

では、「行動」とはどういうものなのでしょう?

私が専門としている**行動分析学**でも、行動にはいろいろな定義があります。行動分析学とは、個体の行動の原因を解明し、行動について共通する法則を見出そうとする学問です。常に特定の行動に焦点を当て、具体的な行動を扱います。また、誰が見ても同じと判断できることも大切で、「ビデオカメラテストをパスする」などといわれることもあります。これは、その人や生き物をビデオカメラで撮影したならば、それをモニター越しに見た人々が、何をしているのかを具体的に理解できるのかというテストです。

具体的な行動が対象ですから、「興奮する」「恨む」「逸脱行動」などは行動分析学が扱う行動として適当ではないと考えられるのです。「人を殴る」「藁人形に釘を打つ」「悪魔と契約する」などの具体的な行動が、行動分析学の対象となります。

◆死人テスト

行動分析学における行動の定義の一つに「**死人テスト**（dead-man test）」というものがあり

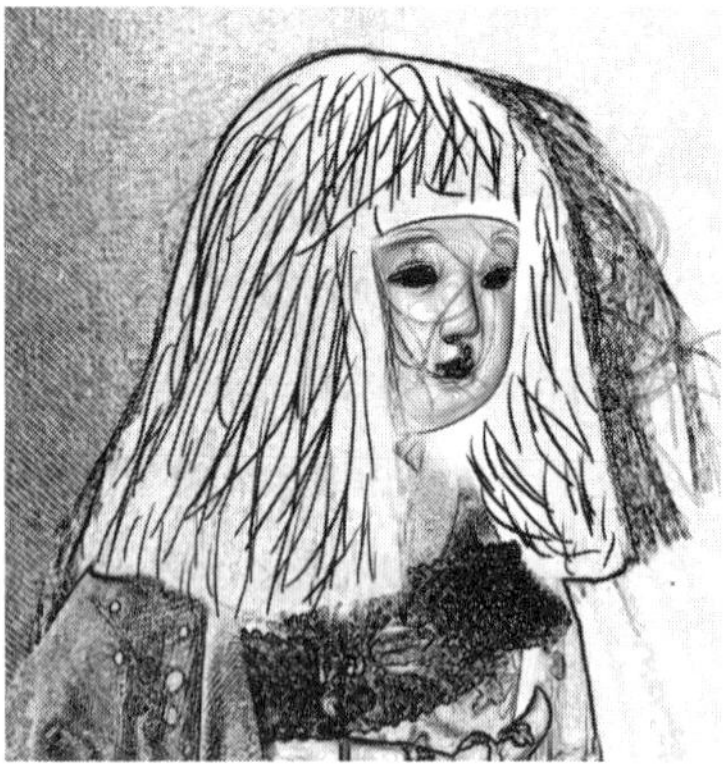

図0-1　可愛い市松人形のお千代さん

ます。簡単に言ってしまえば、「死人にできないことが行動」ということです。

たとえば「ラーメンを食べる」ことは行動分析学で示す行動になるでしょうか？　死人はラーメンを食べることができないので、これは行動です。

ところで、「死人」と聞いて、不快に感じる人もいると思います（ちなみに「死人と聞いて顔をしかめる」も、死人にできないので行動です）。そのため、「死人」の代わりに、可愛らしい、市松人形の「お千代さん」（図0－1）にできないことを行動としましょう。私はこれを「お千代さんテスト（Ochiyo-san test）」と呼んで活用するつもりです。

ここに、いくつかの項目をお示しします。これらが行動に該当するかどうか、お千代さんと一緒にお考えください。

例：ラーメンを食べる

⇓お千代さんはラーメンを食べることができないので、これは行動です

①ラーメンの前に横たわる
②ラーメンについて説明される
③「昨日食べたラーメンについて説明して」と頼む
④ラーメンをぶつけられる
⑤ラーメンのなかに入れられる
⑥昨日食べたラーメンの味を思い出す

どうでしたか？　可愛いお千代さんと一緒ならば、それほど難しくなかったものと推察いたします。

では解答をお示ししましょう。各項目の後ろに（◯）があれば行動、（×）があれば行動ではありません。

①（お千代さんが）ラーメンの前に横たわる（×）
⇓お千代さんはラーメンの前に横わたることができます
②（お千代さんが）ラーメンについて説明される（×）
⇓お千代さんが私から、一方的にラーメンについて説明を受けることは可能です
③（お千代さんが）「昨日食べたラーメンについて説明して」と頼む（◯）

⇓お千代さんは「ラーメンについて説明して」とは頼めません。万が一、頼んできたならば、それは呪禁ならぬ呪怨の世界に突入です

④（お千代さんが）ラーメンをぶつけられる（×）

⇓可哀そうですが、お千代さんはラーメンをぶつけられることができます

⑤（お千代さんが）ラーメンのなかに入れられる（×）

⇓推奨はしませんが、お千代さんをラーメンのなかに入れることはできます

⑥（お千代さんが）昨日食べたラーメンの味を思い出す（×）

⇓お千代さんはラーメンについて思い出すことはできません。したがって、一見すると行動であると思えますすよね。しかし、先ほどの「ビデオカメラテスト」を思い出していただきたいのです。一見するとラーメンを思い出しているように見える行動ではありますが、実はラーメン店のカウンターの向こうの男前な店主に思いを馳せているだけなのかもしれません。したがって、ビデオカメラテストにパスしないため、行動分析学で扱う行動としてはふさわしくないとされるのです。

とはいうものの、実はお千代さんテスト（死人テスト）も万能ではありません。たとえば、動きに反応して襲いかかってくる呪《のろ》いの人形がいるとしましょう。この人形から身を守るためには、「じっとし続ける」ことが必要です。では、「じっとし続ける」は行動でしょう

か？「動かない」と「あえてじっとしている」はどう違うのでしょう？「あえてじっとする」に関して、もっともらしい説明も可能ではありますが、理論的あるいは日常生活の観点からも、なかなか悩ましい問題です。

◆強化と弱化

さて、「行動の結果」によって、将来、その行動が増えたり、強まったりすることを行動分析学では「**強化**」といいます。そして、出現することで行動を強化する結果となる刺激、状況を「**強化子**」といいます。

たとえば、私が便秘の時、下剤を内服したとしましょう。その後、お腹がスッキリしたならば、私はまた便秘をした時に同じ下剤を内服することになると思います。これはスムーズな排便という強化子により、下剤を内服するという行動が強化されたためです。

一方、「行動の結果」によって、将来、その行動が減ったり、弱まったりすることを行動分析学では「**弱化**」といいます。そして、出現することで行動を弱化する結果となる刺激、状況を「**弱化子**」といいます。

なお、強化は弱化子の消失でも生じます。その反対に弱化は強化子の消失でも生じます（図０－２）。たとえば、頭痛などの痛みは、たいていの場合は弱化子として機能します。頭

	出現	消失
強化子	**強化**	弱化
弱化子	弱化	**強化**

図0-2　強化、弱化と強化子、弱化子の関係

痛薬を内服したら頭痛が消えたとしましょう。すると、再び頭痛が出現した時は同じ頭痛薬を内服することになると思います。これが弱化子消失による強化です。

頻回に受診をしたがる患者さんがいるとしましょう。ある患者さんは「受診しないと心配だから」と言い、別の患者さんは「受付の女性が気になっており、彼女の顔を見たいから」と言います。このように、同じように見える行動でも、その強化子は人それぞれであることも、行動を考えるうえでは重要です。人生いろいろ、強化子もいろいろです。もちろん、弱化子も人それぞれです。

◆「医療という行動」を考える

「ネットは広大だわ」と、映画『GHOST IN THE SHELL／攻殻機動隊』の終わりに、草薙素子が痺れるような一言を放ちました。この世の広大さを前にして、思わず「素子ぉ～!!」と叫びたくなることが私にもあります。

それは「医療」という世界を前にしても同じです。医療とひと口に言ってしまうのは、あまりにも漠然としており、行動分析学の視点から見ても、何だかピンときません。そこで本書では、医療という広大な宇宙を、診断や検査といった小さな惑星に分けて考えることにします。それぞれの惑星がどのような機能をもち、なぜ時に強化され、時には弱化されるのか……。本書を通じて、そうした医療の個々の要素を掘り下げていきたいと思います。そして、医療の場において、なぜ古い呪術が息づいているのか、その謎にも迫りたいと考えます。

というわけで、次章からは、行動分析学を切り口にして、「医療という行動」を本格的に解き明かしていこうと思います。

行動① 受診

――それでも病院に行きますか?

ある夫婦の会話が聞こえてきます。


「なんか、最近、肩のあたりに違和感があって……」

「心配だから、病院行ってきたら?」

「嫌だよ、病院なんて行きたくないよ」

「だって、大変な病気だったらどうするの? 歳なんだし……」

「それこそ、病院なんて行ったら、病気じゃなくても病気になっちゃう」

「病気だと困るから、病院に行ってって言っているの……」

「じゃあ、よくならなかったら病院に行くよ」

「……」

◆そもそも受診するのはなぜか？

医師の診察を受けることを「受診」といいます。ただこの言葉は、必ずしも医師によるものに限定されているわけではありません。鍼灸、あん摩など施術に国家資格が必要なものや、国家資格が必要ないマッサージなどの代替医療までを含めて、「受診」という表現が使われることが多いようです。そうしますと、受診というのは病気の治療に限らず、心身の不調を改善することが目的となる行動全般を指すことになるのでしょうか？

ある刺激のもとでのみ、特定の行動の出現頻度が高くなった場合、刺激に対する「**弁別**（discrimination）」が成立したといいます。そして、この刺激を「**弁別刺激**（discriminative stimulus）」と呼びます。この場合、心身の不調が弁別刺激ということになり、この弁別刺激により、受診という行動の出現頻度が高くなるといえそうです。

弁別刺激が出現した環境のもとで行動することにより、その環境に変化が生じます。そして、変化した環境は次の行動に影響を及ぼします。この行動は**オペラント行動**と呼ばれています。オペラント行動と環境の相互関係を「**随伴性**（contingency）」といいます。弁別刺激、行動、結果の三項目で成り立つ随伴性を「**三項随伴性**（three-term contingency）」と呼び、行動を分析するための基本的な枠組みとして、行動分析学ではとくに重視されています。

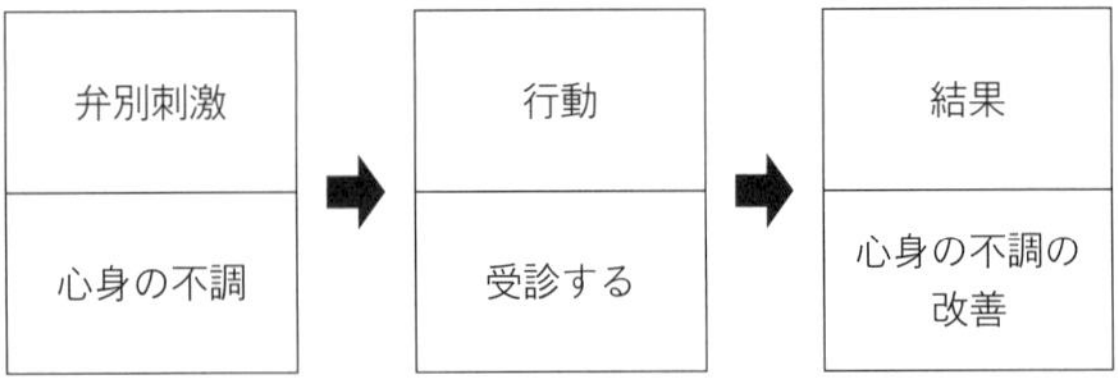

図1-1　受診という行動についての三項随伴性

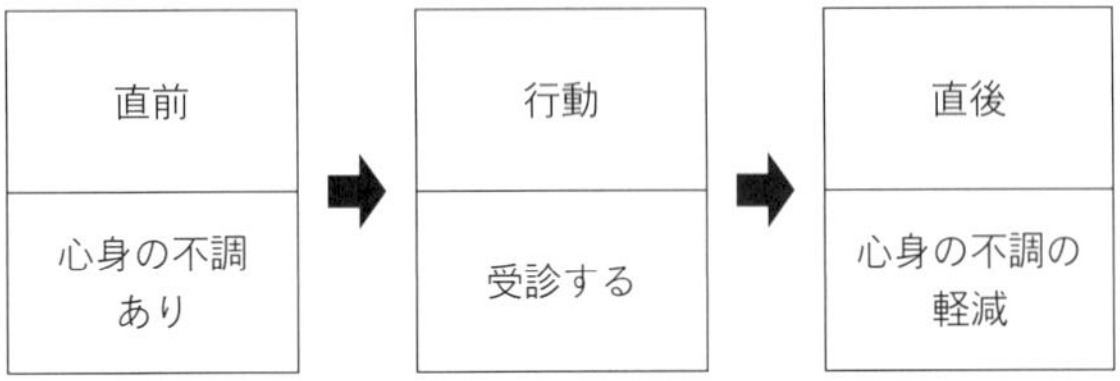

図1-2　受診という行動に関する随伴性ダイアグラム

序章で説明した通り、行動の結果によって、次のその行動が強化される、もしくは弱化されます。では、受診という行動の結果が強化されるのは、どういう場合でしょうか？

まず考えられるのは、心身の不調が改善する場合です。これを三項随伴性で示すと、図1－1のようになります。弁別刺激は「心身の不調」、行動は「受診する」、結果は「心身の不調の改善」となります。

このことから、受診という行動は、心身の不調という弱化子が減少することによって強化されていそうですよね。行動に関して直前の状況、直後の状況を示すとよりわかりやすくなるかもしれません。これは随伴性ダイアグラムと呼ばれるもので、行動随伴性を、直前の状況、行動、直後の状況という三要素で図示したものです（図1－2）。

それにしても、一見すると単純明快に思える受診という行動は、実はそれほど容易なものではありません。たとえば、受診直後に心身の不調が改善するかというと、そんなこともありません。たしかに、鍼灸やマッサージといった、肉体に直接的な刺激を与える治療法では、治療後すぐに何らかの変化を体感することもあるでしょう。しかし、一般的に私たちが受診により手に入れるものは、処方箋、あるいは処方箋と交換された薬にすぎず、その薬が体内に取り込まれるまでには、それ相応の時間が必要です。しかも、その効果が即座に表れるとも限らないのです。

それでは、受診という行動が持続される要因は何かと問われれば、それは「受診すれば心身の状態が改善する」という期待、すなわち「**ルール**（rule）」と答えるべきでしょう。行動分析学では、このような教訓や指示をルールと定め、ルールに従った行動を「**ルール支配行動**」と呼びます。この種の行動は、ヒトに特有のものであり、経験を伴わなくても、ルールに基づく信念だけで行動を促進させることができます。たとえば、「気分が沈んでいる時は精神科を受診すべきだ」というルールが存在すれば、その人が過去に精神科を受診した経験がなくとも、精神科を受診する行動に及ぶことができるのです。

ただし、ルールは必ずしも正しいとは限りません。実際には、気分の落ち込みが強かったので精神科を受診してひどい目にあった、ということもあるかもしれないですから……。受診しても不調が改善しないこともあるでしょうし、受診して嫌な思いをするかもしれません。それでも、同じ医療機関で受診を続けることは稀ではないのです。それは何故？

◆強化されないのに受診を続ける

では、不調が改善しない、受診して嫌な思いをするなど、受診という行動に強化が伴わないにもかかわらず、受診を続けるのはどうしてでしょう？

それは、医療機関で診察を受けるという本来の目的とは別の要因が強化子であるということです。

たとえば、担当医は冷たく、愛想がないのですが、外来の看護師さんが非常によい対応をしてくださる。自宅から通院するのにとても便利である。病院に併設された食堂が安くて美味しいなど、受診という行動を強化する刺激、状況はいくらでも考えられます。

もう一つの理由としては、ルールによって制御されている行動は、随伴性の変化に対して鈍感になるという特徴があることです。たとえば「狐憑きの治療であれば、Aファミリークリニックのというという医者がよい」などという口コミ（つまり、ルール）があったとします。ところが、実際に受診してみれば、それはひどいもので、G医師の治療によりむしろ病状はどんどん悪化してしまいます。しかし、ルールによって受診という行動が制御されていることで、状態がよくならなくても「狐憑きといえばG先生」となり、なかなか受診先を変えないということになるのです。

◆埋没費用効果

さらに重要な理由として考えられるのが、行動経済学の概念である「**埋没費用効果**（sunk cost effect）」というものです。埋没費用とは、すでに支払ってしまって、取り返すことのできない金銭的、時間的、あるいは労力的なコストのことです。この支払い済みのコストを取り戻そうとして合理的な意思決定に影響が出ることが、埋没費用効果です。つまり、損失拡大につながることがわかっているにもかかわらず、投資を継続することになります。

埋没費用効果は「コンコルド効果」ともいわれます。コンコルド効果っていうのは、お金をドブに捨てたのに、そのドブのなかをまだ探ってるようなものです。想像してみてください。ある日、「超音速で飛べる超カッコいい飛行機を作ろうよ！」ってなったわけです。でも、作ってみたら「あれ？　これ、何だか、お金かかりすぎじゃない？」ってなったわけです。でも、もうバカ高いお金を出しちゃったからには、「とりあえず、とにかく飛ばしちゃおうよ！」ってなりました。飛ばしたはいいけど、それでも採算取れないのが明らかになりました。それなのに「いやいや、ここまで来ちゃったらやめられないでしょ！　だって、もう4000億円も使っちゃってるんだもん」となってしまったのです。ちょっとヤバいな、そろそろやめようかと思っても、「あと一歩で何か世界線が変わるかも」などと考え、ついつい続けてしまう。これがまさに埋没費用効果です。お金をどんどんつぎ込むけど、もう取り戻せません……。結局、コンコルドは数兆円の赤字を抱えて終わりを告げました。投資したお金は超音速で赤字へ突入したわけです。これぞコンコルド効果の悲喜こもごも！

埋没費用効果に関しては、次の問いで実感していただけると思います。

問1：あなたは、家から自動車で1時間ほどかかる映画館で、明日上映されるホラー映画を観るために、2500円の前売り券を購入していました。ところが、当日の天候は大雨となってしまいました。さて、あなたはどうしますか。

①映画館に行く

②家で、ネットで別のホラー映画を鑑賞する

問2：あなたは、家から自動車で1時間ほどかかる映画館で、明日上映されるホラー映画の2500円の前売り券を知人からもらいました。ところが、当日の天候は大雨となってしまいました。さて、あなたはどうしますか。

①映画館に行く

②家で、ネットで別のホラー映画を鑑賞する

問1の場合、自分で前売り券を購入しています。そのため、埋没費用効果が働き、①を選ぶ人が多くなります。しかし、問2に関しては自分でチケット代を払っていないので、埋没費用効果は発生せず、無理をしてまで映画館に行かないかもしれません。つまり、②を選ぶ人が多くなるのです。

◆初めての受診はコストが高い

初めての受診（初診）では、通常の診察料に加えて、初診料や初回の検査料などを支払うことになります。また、いきなり大きな病院などを受診すると、「診療情報提供書（いわゆる紹介状）がない」ということで、「選定療養費」という料金も発生します。

聞き慣れない言葉かもしれませんので、少しだけ補足させていただきます。

診療情報提供書がない場合に料金が発生する理由は、主に診療情報提供書がもつ情報の価値と、それに伴う医療機関の手間や責任に基づいています。診療情報提供書には、患者のこれまでの受診歴、既往症、治療の経緯、薬剤情報などが含まれており、これらの情報は次の医療提供者が適切な治療計画を立てるために非常に重要なものとなります。

診療情報提供書がない場合の影響としては、情報の再取得コストというものが考えられます。新たな医療機関では、過去の医療情報が不足しているため、患者の状態を正確に把握するために再度詳細な検査や問診を行う必要があります。これには追加の時間とリソースが必要となり、それに伴うコストが患者に転嫁されることすらあります。また、治療の遅延とリスクも重要な影響です。診療情報が不足していることで、診断が遅れたり、不適切な治療が行われるリスクが高まります。これにより、患者の健康がさらに悪化する可能性があり、結果的に治療コストが増大することもあります。また法的・倫理的責任も考えられます。医療機関は患者の安全を確保するために、十分な情報に基づいて治療を行う法的および倫理的義務があります。情報が不足している場合、医療提供者はリスクを避けるために追加の措置を講じることが必要になり、医療機関側に余分な時間と費用がかかることになります。それを防ぐために、2022年10月から、大病院（大学病院などの「特定機能病院」、病床数200以上の「地域医療支援病院」、病床数200以上の「紹介受診重点医療機関」）で診察を受ける場合、選定療養費として初診時7000円（歯科は5000円）以上、再診時3000円（歯科は1900円）以上の料金を、診察料とは別に支払うことが患者に義務づけられました。つまり、「金銭という強化子を消失させないために紹介状を持ってくる」という、患者側の行動を強化するための仕組みなのです。このことで、外来患者の集中を避け、患者の待ち時間や勤務医の負担を減らすことにもつながると考えられます。

話を戻しますと、初診時の支払いはかなりの額に上ることがあります。そして、何回か受診していれば、当然、その医療機関に支払った額はより高額になります。これが埋没費用となり、受診を続けても心身の不調が改善しない、あるいは受診して嫌な思いをし続けていても、受診先を変えるという判断を妨げると考えられるのです。

このように、受診とは、心身の不調の改善という側面だけでは語ることのできない、実に複雑な行動であることがおわかりいただけると思います。

◆「病気だったらどうしよう……」は受診を妨げる

冒頭の会話でわかるように、心身の不調があるからといって、必ずしも受診をするとは限りません。不調が続いていても、受診して大きな病気が見つかるのが怖いので、あるいは治療が怖いので、受診を躊躇するという人は意外と多いのではないでしょうか。私も虫歯（う歯）の治療は怖いです。

これはどういうわけでしょう?

意思決定を考える際には、「衝動的な選択」という考え方が役に立つかもしれません。衝動的な選択には二つのタイプがあると考えられます。一つは、より小さい即時の報酬を好む一方で、より大きい将来の報酬を見送ることです。もう一つは、より小さい即時の嫌悪的な結果を見送り、より大きい将来の嫌悪的な結果を選ぶことです[1]。

受診の先延ばしは、後者の衝動的な選択によるものかもしれません。たとえば「日常生活を送るだけで動悸が激しくなる」という症状があったとします。本人は「心臓の病気だな」と薄々気がついているのです。受診すれば「手術」と言われるのは間違いありません。手術すれば、動悸は治るかもしれません。でも、心臓の手術だ、失敗したらどうしよう。もう娘とはお別れかな？　仕事だって休まなきゃいけない。どのくらい？　1ヵ月くらい？　それとも半年？　このように、手術を受けることのメリットよりもデメリットに関する想像がふくらんでいくわけです。その結果、「じゃあ、受診しないで我慢しよう」となり、かなり状態が悪くなってから受診することになってしまいます。

このような状況では、より小さい即時の嫌悪的な結果（心臓疾患と診断される）を見送り、より大きい将来の嫌悪的な結果（重大な心不全）を選ぶことになります。予防医学の観点からすれば、できるだけ早い段階で受診させることが重要です。そのためには、患者の衝動的選択という視点をもち、対応することが大切なのでしょう。

では、受診を促すにはどうしたらよいのでしょう？

乳がんの患者に関する研究で、受診先を決める際に決定的であるのは、信頼がおける他者からの薦めであることが示されています。[2]つまり、受診先の決定には口コミというルールが重要となることがわかります。受診に関するルールの提示の仕方が、今後、患者の受診をより早めることに貢献できるかもしれません。

◆「受診させる」という行動

「受診する」という行動は、患者の側の行動です。一方、医療を提供する側には「受診させる」という行動が必要になります。

「受診させる」という行動として、私たちはどのような行動を扱うべきでしょうか？ それは、「受診患者を増やす」や「患者の受診行動を強化する」といった具体的な行動に該当するかと思います。

さて、ここで問題になるのが「受診される」という行動です。序章で触れた「お千代さん」を思い出していただきたいと思います。あの可愛らしい市松人形です。ここで、お千代さんに「受診される」は行動かどうかをテストしていただきましょう。お千代さんは「受診される」ことができるでしょうか？

はい、答えは「イエス」です。実際のところ、お千代さん自身が医療を提供することはできませんが、彼女に向かって「お千代さん、ちょっとお腹が痛いんだけど、診てくれない？」と頼むことは可能なのです。言わば、お千代さんは「受診される」役割を担うわけです。そう、これは行動分析学では行動として扱わないことになります。

先ほど口コミというルールについて述べましたが、患者満足度が向上すると口コミに影響を与えるという研究があります。[3] 患者満足度の向上とは、つまり、患者の受診を強化することです。「患者満足度の向上のための取り組み」などと言って病院の玄関に市松人形を置く医療機関があるかもしれませんが、これが本当に患者の受診という行動を強化しているのか、しっかり考える必要があるでしょう。患者満足度の本当の向上を考えるには、治療者と患者の関係をよりよいものにして、目の前の患者の受診という行動がどのような随伴性によって制御されているのかを、きちんと分析することが求められます。要は、「ちゃんと目の前の患者さんと向き合いましょう」ということに尽きるのかもしれません。

◆受診という行動の危うさ

唐突ですが、読者のみなさんのなかで「憑依」に出くわしたことのある方はどれくらいいるでしょうか？　憑依とは、狐憑きや犬神憑きなどのことです。狐憑きや犬神憑きなどは、現代の若者からしたら「それなｗ」で終了、となってしまうのかもしれませんが、私も実際に憑きものの患者さんを担当するまでは「あぁ、それなｗ」で済ませていました。

憑依についてはさまざまな考えがありますが、「何ものかによって憑かれていると、自分または他人によって考えられるような状態」という定義がわかりやすいと思います。[4] ＤＳＭ

－５では、解離性同一症（Dissociative Identity Disorder：ＤＩＤ）の項に「憑依」の記載があります。(5)このように、現在の精神医学では憑依はＤＩＤの一症状として扱われているのですが、てんかんや統合失調症、双極症などでも憑依に類似した症状を呈することがあり、診断する際には十分な注意が必要となります。

なぜ突然、憑依を持ち出したかというと、それが受診という行動を考えるときに大切な視点をもたらしてくれると考えたからです。決して、私が憑依好きだからではありませんよ……。憑依するのが「何ものか」については、文化的な背景によって異なります。たとえば欧米のキリスト教の文化圏では悪魔憑きがみられますが、河童憑きはみられません。アフリカではゾウ憑きが存在するといわれますが、日本でゾウ憑きなど聞いたことがありません。

ここで、明治18（1885）年に発行された『官報　第四百六拾九號』を紹介したいと思います。官報とは国が発行する唯一の法令公布の機関紙のことです。また、官報には国の政策を周知したり、各種の公告を掲載するという役割もあります。

『官報　第四百六拾九號』には、ドイツの医師であるベルツ先生が日本で行った狐憑きの学問的報告が掲載されています。政府はこの官報に、次のように記載しました。

此ノ症ハ醫師ノ久シク以テ疾患ト見做セシ如ク予モ亦之ヲ疾病ト謂ハントス

然レモ之ヲ他ノ疾病ニ比ズルニ著シク異ナル所アリ俗人以テ非凡力ノ所為ナリトス

政府はこれにより、狐憑きを明確に疾病と定義し、狐憑きにまつわる俗見の払拭を試みたのです。これは、宗教や民間信仰の領域にあった狐憑きという現象を、国家が精神医学の対象とした瞬間ともいえます。つまり、今後、狐憑きがみられた場合は、宗教施設に相談に行くのではなく、精神疾患として受診しなさい、ということでもあるのです。

このように、受診という行動は実は文化的な要因によっても規定されます。まさに文化によって生成したルールなのです。

さて、「**疾患喧伝**（disease mongering）」という言葉があります。これは、製薬企業や医師をはじめとする専門家などが、薬を販売したり治療法を伝えたりするために、その市場の拡大を図ることとです。精神医療では、うつ病や発達障害などがその対象となっているといわれます。

よく「お医者さんに相談を」などというＣＭを見ますが、あれも疾患喧伝の一つといえます。そもそも、男性型脱毛症でお医者さんに相談をと言われても、私には手に負えないので、この手のＣＭを見るたびに「無責任なことを言うんじゃない！」と憤慨しています。何が言いたいかというと、「お医者さんに相談を」もまさにルールであるということなのです。

このように、受診という行動にはルール支配行動の側面があり、そのルールはときに権力や権威によって容易に作られてしまうものなのです。

＊

再び、冒頭の夫婦の会話であります。

「そういえば、最近は肩の違和感はどう？」

「それがさ、部長が同じような症状で病院行ってあれこれ検査したけど、何ともないって言われたらしいんだよ」

「あら、よかったじゃない」

「でも、それでも全然治らないっていうんで、あるお寺の塩地蔵というお地蔵様にお参りしてきたんだって。そうしたら、帰りの電車でピタッと止まったんだって」

「まぁ、スゴイじゃない！」

「だろう？　だから、実は先週の土曜日に、僕もお参りしてきたんだよ」

「えー、ちょっと出かけてくるって言って出ていったのは、そういうことだったのね」

「それで、塩地蔵拝んでたらさ、後ろのほうで、肩の痛みに葛根湯がいいって会話が聞こえたんだよ。それで、帰りに薬局で葛根湯を買ってのんだら、ピタッと治った……」

というわけで、次章では、検査という行動について考えてみたいと思います。

行動② 検　査

——医者と患者はズレるもの

◆健康診断は忌避すべきもの……

みなさんは、健康診断を受けたことがおありですか？

時々、というか、割と頻繁に、「来週は健康診断だから、今日は焼肉やめておく」あるいは「酒を控えておく」などという言葉を耳にします。普段の食生活では、血液検査で中性脂肪やコレステロール、尿酸、肝機能などの値が高くなると考え、食事や飲酒を控えるのでしょう。そして、検査結果の数値が基準値内に収まっていると、いや、健康診断が終わった直後から、普段の食生活を再開してしまう……。

これは、正常な検査結果、あるいは正常により近い検査結果によって強化される行動ということになるのでしょうか？　食事や飲酒という行動が減少するわけですから、健康診断自体が弱化子として機能しているとも考えられるかもしれません。しかしこうして得られた正常な検査結果って、本当に問題なしといえるのでしょうか……。

健康診断は、生活習慣病をはじめとするさまざまな病気を予防すること、あるいは病気を早期に発見して早期治療につなげることを目的としています。普段の生活が自分の身体にどのような影響を与えているかと考えるなら、普段通りの生活をしたほうがよいはずですが、どうも、検査結果の異常値は弱化子として機能するようです。異常値が見つかることで早めに対応ができるという点では、むしろ強化子として機能すべきなのですが、なぜそのようなことが起こるのでしょうか。

前章では、受診という行動について考えてみましたが、検査値の異常により受診をしないといけないからでしょうか？　それとも何か別の要因があるのでしょうか？

というわけで、本章では「検査」について考えてみたいと思います。

◆いろいろな検査

さて、医療における検査と一口に言っても、実にさまざまなものがあります。冒頭では血液検査が登場しましたが、血液検査のほかに体液の成分を調べるものとして、髄液や腹水、胸水の検査などもあります。X線撮影（いわゆるレントゲン）、超音波検査（いわゆるエコー）、CT（Computed Tomography）、MRI（Magnetic Resonance Imaging）、PET（Positron Emission Tomography）、SPECT（Single Photon Emission Computed Tomography）などの画像検査もあります。心電図、脳波、筋電図など身体の電気信号を測定する検査もあります。体重を測る、体温を測る、血圧を測るというのも立派な検査です。心理検査も医療における検査といえます。これ以上は記しませんが、医療においては実にさまざまな検査があり、日々の診療で用いられているのであります。

当然ですが、その必要があるから検査を行うのです。たとえば意識障害のチェックをするのに、最初に筋電図を確認するということはないはずです。普通、そういう場合は脳波を確認します。

このように、検査をするということは、何かしらその目的があるはずです。では、検査の目的とはいったい何でしょう？

◆検査の目的

なぜ、検査をするの？　という問いに対する答えはいろいろ考えられますが、「**診断をする**」ためという答えに異論を唱える者はいないでしょう。とりあえず、大雑把に言ってしまえば、異常の有無を識別するために検査を行うわけです。

検査の結果、異常があれば病気の可能性は高くなり、異常がなければ病気の可能性は低くなります。実際には、そう簡単に事は進まないのですが、現代の医学では、検査なしに診断することはまず考えられないはずです。はずです、というのは「じゃあ、精神疾患はどうなんだ？　検査でわかるのか？　そもそも検査もしないで、診断をつけて薬を出すじゃないか！」というご意見が容易に想像できるからでして、この点については、次章でしっかりと考えてみたいと思います。

診断がついて、治療が始まった後も検査は行われます。そこで検査をする二番目の目的として、「**治療効果を確認する**」ということが考えられます。検査の結果、高血圧と診断され、血圧を下げる薬（降圧剤）が処方されました。では、その降圧剤は本当に効果があるのでしょうか？　それを確認するために内服開始後の血圧を確認するわけです。血圧の降下がみられれば、その降圧剤は効果があると思われますし、変化がなければ、薬の効果がないのではないか、あるいは内服の量が十分でないのではないか、といった判断の材料となります。

このように、ある問題があり、それに対する検査を行い、診断をして治療します。その治療の効果を判断するために再び検査を行います。診療とは基本的にこのようなサイクルで行われます。

ところが実は、検査にはもう一つの重要な目的があるのです。それは、「**治療をする際に**

障害となる問題点の有無を確認する」ことです。たとえば、ある種の抗精神病薬には血糖値の上昇という副作用があり、糖尿病の患者への使用は禁忌（禁止）となっています。仮に糖尿病の患者にこの薬を処方した場合、急激に血糖の上昇を引き起こし、「糖尿病ケトアシドーシス」という糖尿病の急性合併症を発症する可能性があるのです。糖尿病ケトアシドーシスでは、喉の乾きや倦怠感などの症状に引き続き、血圧低下や頻脈、吐き気や嘔吐、腹痛、呼吸困難、ひどい時は意識障害などが起きてしまいます。

私も外来で糖尿病ケトアシドーシスの患者に出会ったことがあります。某病院での最後の勤務日に、突然、私が主治医ではない患者の父親が「様子が変なので診てほしい」と受診してきたのです。本人に話しかけたところまったく反応はなく、すぐに意識障害を疑い全身状態のチェックを行ったのですが、血圧は低すぎて測定できませんでした。血糖値が上昇する可能性のある抗精神病薬が処方されていたため、糖尿病ケトアシドーシスを疑い、あわてて救急搬送をしたということがありました。あの時はびっくりしましたし、最後の勤務日の最後の患者がそのような状態であったことに、その病院との因縁を感じます……。

◆正常値って、正常？

さて、血液検査をした時に、ある項目の**基準値**は幅をもって示されていることに気づかれ

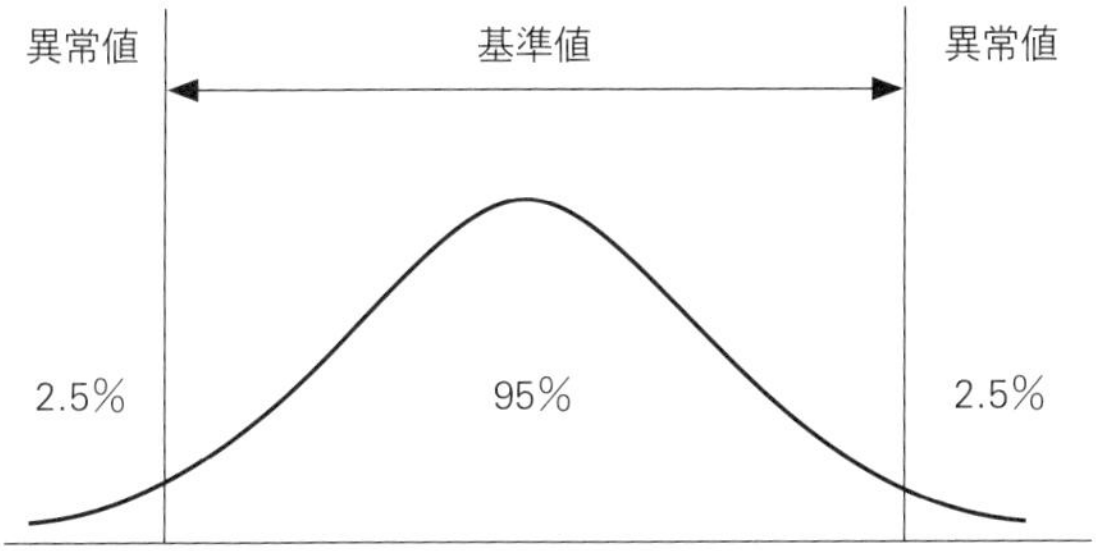

この正規分布は健常者におけるデータに基づくものとされている

図2-1　基準値と異常値の分布

ているかもしれません。健常者の集団で検査を行うと、その結果には必ずばらつきがみられます。このばらつきは正規分布に従うものとされていますが、多くの検査項目では、その両端2・5%ずつを**異常値**として扱うことになっています（図2－1）。

　これは「図2－1の基準値の外側、両端の2・5%のところに入れば、一応は異常値ということにします。ただし、異常がなく健康な人の95%が基準値に入るということなので、健常者でも5%の人は異常値とされることにご注意ください」ということを意味するのです。さらに言ってしまえば、「病気の人でも基準値の範囲に数値が収まることもありますから、ご注意ください」ということになります。つまり、基準値と異常値の判定に関して、病気の有無は必ずしも関係がない点に注意が必要です。

　さて、あえて「正常値」と言わずに「基準値」という表現を用いてきたのがなぜだか、もう、おわかりでしょう。それは、結果が基準値内であっても必ずしも正常とは限らないからです。そのため、正常値という表現を避けているのです。大胆に言い切ってしまえば、「正常値という表現は正常ではない」のです。

もっとも、それなら「異常値」だって同じです。だから、異常値も本当は「基準範囲外」などと表現したほうがよいのでしょうね。

このように、血液検査では基準値と異常値の境目は病気の有無と関係なく決められているわけですが、そうした検査をする意味は本当にあるのでしょうか？　そこで、次は異常値について考えてみようと思います。

◆じゃあ、異常値って、異常？

もう、おわかりと思いますが、結論を言ってしまえば「異常値だからといって異常とは限らない」ということです。ただ、このトーンが若干弱気なことにお気づきでしょうか？「異常値だからといって異常ではない」とは言い切れないのです。

たとえば、抗精神病薬を処方した際に最も注意すべき副作用の一つに「悪性症候群」があります。高熱、発汗、頻脈、血圧上昇、筋強直、意識障害などの症状が生じるものです。重症例では骨格筋組織の融解をきたし、急性腎不全になり、場合によっては死に至ることもあります。悪性症候群を疑った際、とくに気になるのが血液中のクレアチンキナーゼ（ＣＫ）の値です。ＣＫは筋の障害を評価する場合に有効な酵素です。主に骨格筋と心筋内に存在するのですが、筋の障害により細胞中のＣＫは血液中に流出し、その結果、血液中のＣＫの濃度が上がるというわけです。したがって、悪性症候群により横紋筋が融解すれば血液中のＣＫは上昇することになります。

さて、このＣＫですが、施設によって若干は基準値が変わるでしょうが、概ね50～２００前後Ｕ／Ｌという範囲が基準値になると思います（血液検査の基準値は測定する機器などの影響もあり、検査を行う施設によりある程度の幅があるのです。Ｕ／Ｌというのは、酵素の量を表す単位ですが、まあ、ここではあまり気にされる必要はないでしょう）。さて、悪性症候群を疑った際に、ＣＫの値が高いからといって、即座に悪性症候群とするわけにはいきません。なぜなら、骨格筋が障害されればＣＫが上昇する可能性が高いからです。たとえば、興奮して普段より激しく運動したために筋肉注射を行い、その後、悪性症候群が疑われた場合、ＣＫのある程度の上昇は悪性症候群によるものなのか、激しい運動の結果なのか、筋肉注射による筋肉の損傷の影響なのかはっきりしないため、診断の根拠になりにくいのです。つまり、異常か異常でないのかはっきりしないので、結局はほかの検査項目、身体所見などを総合して診断をする必要があるわけです。

とはいえ、あまりにも異常な値（極端値）であったり、生命が危ぶまれるほど危険な状態にあることを示唆する異常値（パニック値）の場合は、その値を無視すべきでないのは当然であります[1]。

◆弁別刺激としての検査結果

このように、検査結果は診断をつけるという行動、治療をするという行動の判断材料になります。つまり、検査結果しだいで、選択される行動が異なるというわけです。

前章で、弁別刺激について説明をしました。ある刺激の下でのみ、特定の行動の出現頻度が高くなった場合、刺激に対する「**弁別**（discrimination）」が成立したといいます。そして、この刺激を「**弁別刺激**（discriminative stimulus）」と呼びます。検査結果が弁別刺激であれば、血中ＣＫの極端値が弁別刺激、悪性症候群の治療が行動、その治療による改善が結果ということになります（図２－２）。

この治療という行動は、ある検査結果の下では高頻度で自発されるでしょうし、別の検査結果の下ではあまり自発されなくなるでしょう。このように、ある刺激クラスに属するすべての刺激の下で行動が高頻度で自発され、別の刺激クラスの下では自発されなくなることを「**刺激性制御**（stimulus control）」といいます。刺激クラスとは、何らかの共通特性をもった刺激の集合と定義されますが、検査結果においては、ある値以上という特性と、ある値未満

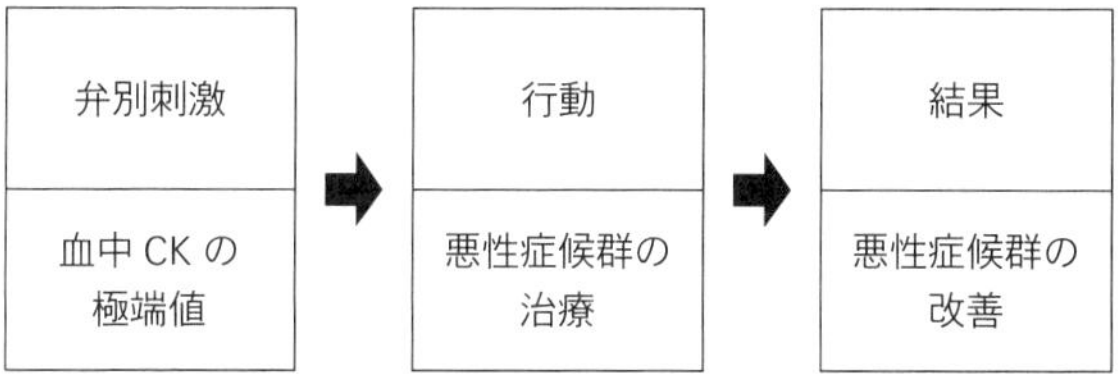

図2-2　悪性症候群の治療についての三項随伴性の一例

という特性が刺激クラスを分けるものと考えられます。これは悪性症候群に限ったことではありませんし、血液検査以外の検査にも当てはまることです。要するに、医師が検査を行うのは検査結果を得るためであり、その検査結果という弁別刺激によって、診断や治療という行動が刺激性制御されるといえるでしょう。

◆感度・特異度

　さて、検査とは弁別刺激としての検査結果を求める行動だということを説明しましたが、その検査結果をどう解釈するのかによっても、弁別刺激としての機能が変わってくる可能性があります。

　仮に「蒲生病」という恐ろしい病気があるものとしましょう。蒲生病についての検査を行った時、表2－1のように四つのパターンが考えられます。このように、検査結果が陽性のすべての人に蒲生病があるとは限りません。またその反対に、検査結果が陰性だったからといって、蒲生病がないとも限らないのです。

　しかし、この検査において真陽性と出る確率が高いほど、蒲生病であると正確に判断できるということはおわかりだと思います。このように、ある病気の人において、その結果が陽性と出る確率を「**感度**」といいます。つまり、真陽性の確率です。これは、

感度＝真陽性／（真陽性＋偽陰性）

という計算式で表されます。

では、「感度が１００％の検査であれば、誰でも蒲生病と正しく診断してもらえる」というのは正しいでしょうか、間違いでしょうか。

正解は、間違いです。たとえば「蒲生病は呼吸の有無で判定する」とした場合、蒲生病をもっている人の全員が陽性になるでしょう。でも、蒲生病をもっていない人も呼吸するわけですから、検査結果は陽性になってしまいます。つまり、偽陽性です。したがって、この検査は蒲生病を見つけ出す検査としては不適切といえます。検査というものは、病気の人を病気と判断する以外に、病気でない人を病気でないと判断する必要もあるのです。つまり、蒲生病でない人では検査結果は陰性である必要があります。この確率を「**特異度**」といい、

表2-1　蒲生病の有無と検査結果の関係

		蒲生病の有無	
		あり	なし
検査結果	陽性	真陽性	偽陽性
	陰性	偽陰性	真陰性

特異度＝真陰性／（真陰性＋偽陽性）

という計算式で表現します。「蒲生病は呼吸の有無で判定する」とした場合、特異度はゼロということになります。優れた検査とは、感度も特異度も高いことが求められるのです。優れた検査ほど刺激性制御をする力が強い刺激であるともいえます。

さて、先ほどから何度も登場しているCKですが、CKは心筋にも存在しているため、心筋の障害の指標にもなります。しかし、心筋だけでなく骨格筋にも存在しているため、心筋の障害の指標としては感度も特異度もやや劣ります。一方、骨格筋の障害に関しては、骨格筋の身体に占める割合が心筋に比べ圧倒的に高いことから、感度も特異度も高くなります。このように、同じ指標でもターゲットとなる臓器によって、感度、特異度が変わることにも注意が必要です。つまり、検査をするという行動においては、症状だけでなく、対象となる臓器も弁別刺激として機能するといえるのです。ちなみに、私は循環器科を受診する前日にハードな筋トレをしたため、当日のCK値が異常値を示していました。そのため、心筋梗塞を疑われ、大騒ぎになったという苦い思い出があります。

検査をするとは、さまざまな弁別刺激のなかからより適切な弁別刺激を選択することといえるのではないでしょうか。つまり、ある弁別刺激の下で、次の弁別刺激を探す、そしてより精度の高い弁別刺激を探す。これらが検査をするという行動の基本的な機能と考えられる

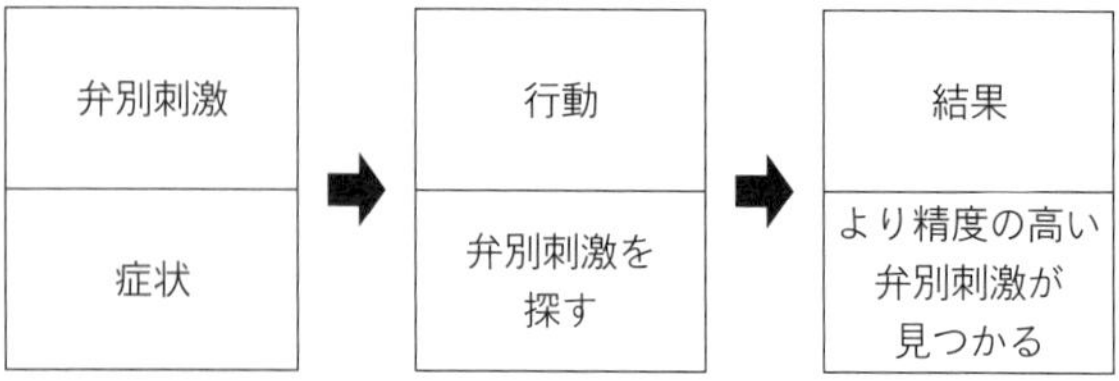

図2-3　医療における検査の基本的な三項随伴性

のではないでしょうか（図2－3）。

◆「検査を受ける」という行動

受診をすれば、とくに初診時は、採血や採尿、胸部ＸＰ撮影などの検査を受けることが多いと思います。注射が苦手などの特段の理由がなければ、そこで検査を受けることに抵抗を示すことは少ないでしょう。検査のために、前日から食事を抜いたり、飲酒を控えることもあると思いますが、これは正確な検査結果を求めるための行動と考えられます。たとえば、満腹の状態で内視鏡検査を実施するのは不可能ですし、血糖値は食後よりも空腹時のほうが参考になるものです。

ところが、検査を実施する側の思惑と異なり、検査を受ける側による健康診断を受ける際にみられる食事や飲酒を控えるという行動は、より正確な検査を行うという以上に、より基準値に近い数値を叩き出すためのものと考えられます。この違いは何でしょうか？

それは、症状の有無と思われます。予防のための検査を受ける際には、もともとの持病がなければ、多くの場合は症状はありません。つまり、将来、病気になる可能性をいかに減らすかという視点での検査と、今ある症状をいかに軽減するかという視点での検査は、検査を受ける側にとってまったく異なる機能をもっていることになります。

このような場合、「検査への動機づけの違い」という表現を用いることができるかもしれません。ところが、行動分析学では「動機づけ」という表現は用いません。行動を生起させる機能を内的な事象としてではなく、行動に先行した事象として考えるからです。マイケルはこのような先行事象を「**確立操作**（establishing operation）」として定義しました。[2] 行動が変容するためには、強化子や弱化子に行動を変容させるための機能がなければなりません。確立操作はこの機能を確立するための操作なのです。ですから、「確立」であって「確率」ではないのです。

確立操作には「飽和化（satiation）」と「遮断化（deprivation）」という二つの操作があります。飽和化は強化子の効果を減少させるための操作であり、遮断化は強化子の効果を増加させるための操作です。たとえば、焼肉（とくにカルビ）が私にとって強力な強化子であったとしても、一日三食、何日間もカルビだけを食べさせられたのでは、「もう、カルビは御免被りたいよ」となってしまい、カルビが私を強化する効果は低下してしまうでしょう。反対に、焼肉を食べることが禁止されてしまい、もう何ヵ月も焼肉を食べさせてもらえない状況であれば、たとえ半切れのミノであっても、私の行動を十分に強化する力があるに違いありません。もちろん、強化子だけでなく弱化子についても確立操作は可能であります。このように、「動機づけ」などの内的な事象に関する言葉を用いなくても、行動の生起や維持についての説明は可能なのです。

健康診断で検査を受けるという行動と、何かの症状により受診して検査を受けるという行動の違いは、この確立操作の問題ではないかと私は考えています。受診する一番の目的は、症状の軽快ですが、症状があることにより、日常生活における多くの強化子が遮断化されている可能性もあります。症状が改善することで、遮断化された強化を受けることが可能となるのです。

オペラント行動はその行動の結果が重要ですが、検査を受けるという行動の結果が、健康診断と受診では大きく異なるのです。一方、検査をする側にとっては、健康診断であろうが通常の診療であろうが、新たな弁別刺激を見つけ出すための行動という機能は一致しています。検査をする側、受ける側のこのようなズレは、実は検査だけでなく医療全体にかかわることなのかもしれません。

さて、次章では、「診断する」という行動について考え、このズレというものをより掘り下げてみたいと思います。

行動③ 診断

――「正しい診断」は何処に?

◆診断の前に診察がある

ある日のこと。診察室に一人の新患者がやってきました。その患者の訴えは、「突如として原稿が書けなくなった」というものでありました。

この訴えを前にして、どのように対応すべきでしょう。ただちに「それは病ではござらぬ」と追い払うべきでしょうか。しかし、それにも躊躇いがあります。原稿が書けぬとは、一体どのような状況を指すのか。指が動かぬのか、あるいは思いが巡らぬのか……。

診察の間、さまざまな思索が交錯します。その思いを整理するため、医師は質問を重ね、患者の様子を観察し、触れてみることで必要な情報を得ようと試みます。そして、いくつかの可能性を考え、それを診断するための検査を行い、最終的な結論へと導くことになります。

たとえば、以下のように問診を進めることとなります。

患者「原稿が書けぬのです」
（原稿が書けぬ？　なんだ、それは？）
私「原稿が書けないとは、どのようなことを指しますか？」
患者「原稿が書けぬとは、原稿を書くことができなくなったということです」
（いやいや、そうじゃなくて、どんな状態で書けないのかを知りたいのですよ。とはいえ、身体の問題だと厄介ですね……）
私「具体的に、どのような状態で書けないのですか？　指が動かぬのか、思いが浮かばぬのか」
患者「原稿を書こうとすると、指が動かぬのです」
（すると、運動機能の障害か？　しかし、問診票を書くことはできておりますね）
私「普段は指は自由に動かせますね？」
患者「ええ、原稿を書く際だけが、動かなくなるのです」
（運動系の問題ではないようです。もしや、心理的な要因か。それでも、念のため神経の

反射などを調べてみます）

私「念のため、神経の働きを確かめさせていただきます。このハンマーで軽く叩くので、力を抜いて楽にしていてください。……神経系にはとくに問題が見受けられませんね」

紙幅の都合でかなり大雑把に書かせていただきましたが、このようにして、まずは神経や運動器の異常による可能性は低いと判断し、他にも身体的な要因による可能性が低いことを確認し、心理的な要因の可能性を考えたわけです。

ちなみに、ここに記したハンマーとは打腱器といわれるもので、先端に付いているゴムの部分で肘、手、膝など関節付近の腱を叩くものです。このときの反応で、末梢神経や筋肉の調子が悪いのか、もしくは脳や脊髄の調子が悪いのかをチェックするのです。叩いても反応が出にくいときは末梢神経や筋肉の問題を疑い、過剰にピクッと反応する場合は脳や脊髄の問題を疑います。簡単な検査ですが、これだけで脳画像などの検査の必要性を判断できるわけです。

「とりあえず」で何でもかんでも検査をすればいいというものではありません。余計な検査をしないということは、患者の経済的、時間的、肉体的、そして精神的な負担を軽くするだけでなく、医療費の抑制にもなるのです。

◆診断とは刺激性制御された行動である

さて、診察では、患者の訴えや症状からいくつかの病名を思い浮かべ、診断を絞り込みます。思い浮かんだ病名は、この時点ではあくまでも仮説です。この仮説に沿って、患者から情報を得て、仮説に当てはまらない場合はその仮説を廃棄し、新たな仮説を立てることになります。つまり、診察は仮説を立てる作業と仮説を検証する作業を含むことになるのです。そして、その症状を引き起こす可能性の高い、いくつかの診断に絞り込むわけですが、この絞り込む作業が「**鑑別診断**」となります。

この作業で大事なポイントが三点あります。

まず最初のポイントは、疾患の頻度を考えることです。当然ではありますが、頻度の高い疾患は診察の場面で出会う可能性が高くなります。鑑別診断の上位に治療法も確立していないような稀な病気を挙げて、その病気に関係する情報収集に熱中し時間を浪費するのは得策とはいえないでしょう。それよりは頻度の高いものを考えるほうが、正確な診断に近づきやすいはずです。

もう一つのポイントは、予後の悪さを考えることです。これは、悪性腫瘍など、今後、重大な問題を引き起こす可能性のある病気を見逃さないということです。

最後のポイントは、治療の緊急性が高い病気を見逃さないことです。すぐに治療を開始しなければ生命の危険を招く可能性があるような病気を見逃してはいけないということです。たとえば、血糖値が下がった状態を低血糖といいますが、血液中の血糖値が50mg／dL以下になると意識障害や痙攣が出現し、速やかに低血糖状態を改善しなければ、生命に危険が及ぶことがあります。この時に、痙攣に気を取られ、「てんかんかな？」と痙攣を止めることを優先し、血糖値を上げる処置をしないのが非常に危険なのはおわかりいただけますよね？

とはいうものの、これらのポイントに気をつけても正確な診断にすんなりたどり着けるとは限りません。米国のテレビドラマで"Dr. HOUSE"という作品がありました。診断を専門とする医師であるグレゴリー・ハウスが、他の医師が解明できなかった病気を、あの手この手で診断するというドラマです。グレゴリー・ハウスは天才的な医師なのですが、彼の能力をもってしてもそう簡単には正確な診断にたどり着くことができないのです。当然、ドラマですから、すぐには診断できないようなシナリオになっているのでしょうが、実際の診療でもそのようなことはたびたびみられます。稀な病気だったり、複数の病気が合併していたり。患者の嘘のせいで正しい診断にたどり着けないということもあります。

前章で、「検査結果という弁別刺激によって、診断や治療という行動は刺激性制御されている」と述べさせていただきました。つまり、診断に至るまでの仮説－検証という作業は問診や検査結果により制御されるオペラント行動である、という見方もできるということで

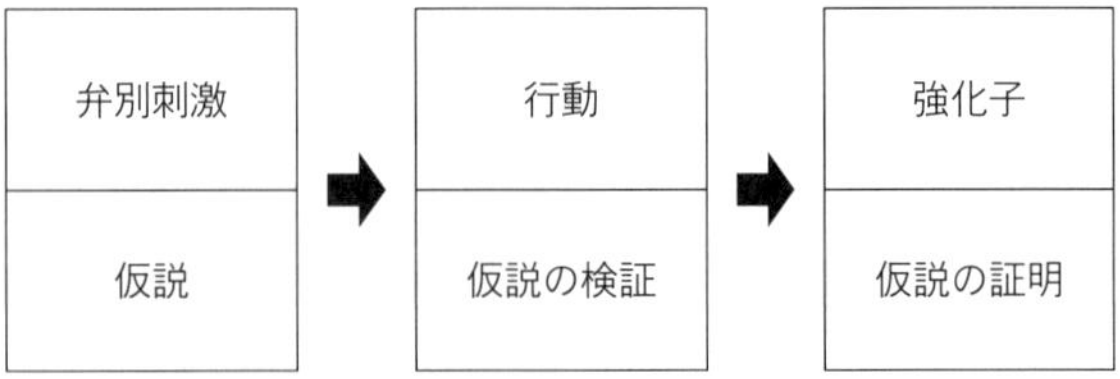

図3-1　仮説－検証についての三項随伴性

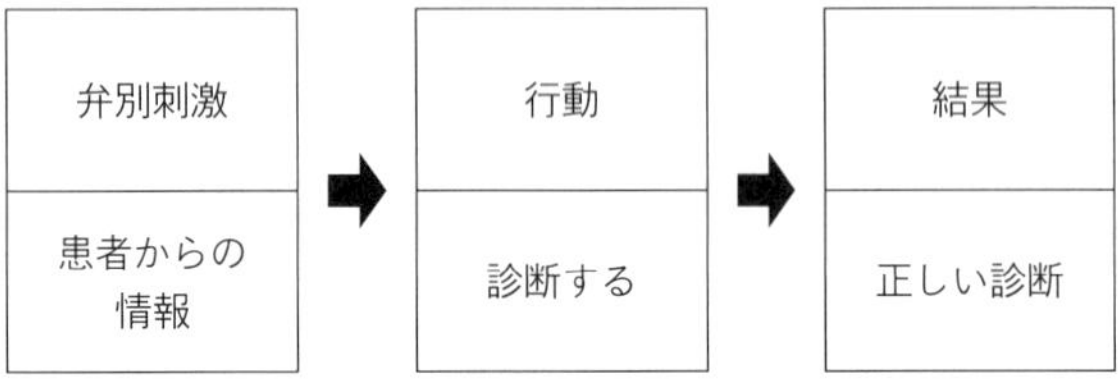

図3-2　「診断する」という行動についての三項随伴性

す。では、診断するという行動はどのような結果によって強化されるのでしょうか？

まずは、仮説－検証という視点で三項随伴性を考えてみたいと思います。弁別刺激は「仮説」、行動は「仮説の検証」とすると、「仮説の検証」という行動は「仮説の証明」によって強化されると考えられます（図３－１）。

これに当てはめると、診断するという行動は「正しい診断」という強化子によって強化されていそうです（図３－２）。

◆正しい診断は本当に強化子か？

では、「正しい診断」が強化子として機能するのはなぜでしょうか？　「それは、正しい診断によって適切な治療ができるからです」と、言いたいところなのですが、話はそう簡単ではないところが悩ましいのです。

当然ですが、医学は万能ではありません。適切な治療法がまだ見つかっていない病気はたくさんあります。

たとえば、クロイツフェルト・ヤコブ病（Creutzfeldt-Jakob Disease：ＣＪＤ）という病気をご存知でしょうか？　脳にプリオンという異常な蛋白が沈着することで神経細胞の機能を障害する一群の病気をプリオン病と呼びます。２０００年代初頭に社会問題となった牛海綿状脳症（Bovine Spongiform Encephalopathy：ＢＳＥ、いわゆる狂牛病）もプリオン病ですが、ＣＪＤもこのプリオン病の代表的なものです。ＣＪＤは行動異常、性格変化や認知症、視覚異常、歩行障害などで発症し、数ヵ月以内に認知症が急速に進行し、しばしばミオクローヌスと呼ばれる不随意運動を認めます。発病より半年以内に自発運動はほとんどなくなり寝たきりの状態となり、その治療法はないとされています[1]。

この病気の患者は１００万人におよそ１人という稀な疾患ではありますが、私は過去に２例のＣＪＤを経験しました。最終的な診断は神経内科の医師が行ったのですが、神経内科に紹介したのはＣＪＤの確定診断をしてもらうためでした。つまり、治療法がないことをわかっていながらも診断をつけようとしたのです。

このように、適切な治療ができるから正しい診断を行うということは、一見もっともらしい説明ではありますが、実は違うのです。では、なぜ、診断をするのでしょう？

医療というものは基本的に、「病名」で事が進みます。たとえば、保険医療機関は、診療行為やサービスに対する評価として公的医療保険から支払われる診療報酬によって経営が成立しているのですが、この診療報酬は、基本的には、病名に従った診療行為やサービスに対してのみ支払われます（診療報酬に関しては、後の章でよりくわしく考えてみたいと思います）。また、医療を提供したことを証明するための健康保険や入院保険などの診断書にも病名を記載することになっています。治療法が見つかっていないような難病の患者は、障害者の日常生活及び社会生活を総合的に支援するための法律（障害者総合支援法）に基づく「障害福祉サービス等」の対象となっていますが、そのサービスを利用するためには診断が必要となります。このように、必ずしも治療という観点だけでなく、医療行為を成立させるため、そして患者のこれからをよりよいものとするためにも正しい診断をつけることが必要であり、そのことで「診断する」という行動が強化されているものと考えられます。

◆誤診する理由

では、正しい診断とは何でしょうか？　そもそも、その診断が正しいということをどうやって確認すればよいのでしょうか？

たとえば、先ほどのＣＪＤの患者に関していえば、一人は「アルツハイマー病」と診断されて紹介されてきました。もう一人は「難治性のてんかん」と診断されて紹介されてきました。大胆に言い切ってしまえば、どちらも誤診です。そういう私だって、みずからの誤診に気がつくこともあれば、ひょっとしたら誤診したまま治療を続けていることもあるかもしれません。

誤診が起こるメカニズムはいくつか考えられるのですが、一つは、稀な疾患は見逃されやすいということです。先ほど、鑑別診断のポイントとして、頻度の高い疾患から疑うことをよしとしましたが、このことが稀な疾患の見逃しやすさにつながるのは間違いないでしょう。ましてや発病の初期で、典型的な症状がまだみられないような段階では、ひょっとすると稀な病気の診断をつけることの意義すらも問われるのかもしれません。

もう一つは知識の欠如です。「欠如」というと大げさと思われるかもしれませんが、知らない病気は診断のしようがありません。私だって精神症状を起こしうるすべての病気を知っているわけではないですし、ましてや、他の科でみられる稀な疾患を見逃す可能性は極めて高いでしょう。ただ、うつ状態があるからといって即座に「うつ病」と診断してしまうような状況だとしたら、その医師の知識の欠如はかなりなものと言わざるを得ません。うつ状態を呈する病気などたくさんあるからです。代表的なものだけでも、精神疾患としては、うつ病、双極症、統合失調症、不安症、解離症、認知症など、身体疾患としては、甲状腺機能障害、脳血管障害、リウマチなどの膠原病、消化器疾患、心疾患、腎疾患、肝疾患、糖尿病などが挙げられます。さらにいえば、薬によって引き起こされるうつ状態だって稀ではないのです。

精神科特有の問題として、症状を正確に把握することの困難さも考えられます。内科や外科などでは、採血の値や、MRIやCTなどの画像診断、病理所見といった客観的な情報が診断に貢献することが多いと思います。しかし、精神疾患の診断においては、脳の器質的な異常や身体疾患に由来するもの以外は画像化したり数値化したりすることは困難です。そのため、問診による患者の返答に基づいた医師の主観によって症状を把握するしかありません。これがまたさまざまな問題を引き起こすのです。たとえば、「食欲がない」というのはたしかに症状ではありますが、食べる意欲がないのか、食事に毒が入っていると確信しているからなのか、やせたいからなのかなど、その背景にはさまざまな理由が考えられ、「食欲がない＝食べる意欲がない」と単純に理解すると誤診につながる可能性は高くなってしまいます。

さらに厄介なのは、精神科に限らず、その症状を引き起こしている病気が一つだけとは限らないということです。たとえば、「動悸がひどい」という症状があったとします。心電図、胸の音の聴診、さらに心臓のエコーなどを総合した結果、僧帽弁閉鎖不全という心臓の弁が機能しない病気だと診断されました。そして、治療のために手術をすることになりました。ところが、この患者は僧帽弁閉鎖不全だけでなく、心臓の筋肉に血液を供給する冠動脈が狭窄して狭心症を併発していることも、手術前の検査で発覚したのです。冠動脈の狭窄は心筋梗塞の原因となり、突然死の危険を伴います。これにより手術の方式について大幅な変更を余儀なくされた……などということもありうるのです。

このように、診断をするということはとても手間がかかり、なおかつ、多くの点を考慮することが求められます。診断するという行動は、とてもコストがかかる行動といえるのです。

◆行動コスト

行動分析学の概念に「**行動コスト**」というものがあります。行動コストとは、「最終的な行動を終えるまでの間に、どれだけの別の行動や時間、あるいは金銭などが必要なのか」ということを示すものです。要するに、ある行動をするために、どれだけの手間や時間やお金がかかるかを表す言葉です。

手間や時間、お金がかかる行動を行動コストの高い行動、その逆を行動コストの低い行動と考えるのですが、ヒトを含む生き物は、行動コストが高い行動よりも低い行動を選ぶ傾向にあると考えられています。たとえば、仮に『こころのサイエンス』という雑誌があるとしましょう。法律的に可能かどうかは別として、雑誌のおまけとして１０００円札が挟まっているタイプと、1000円との引換券がついており、振込先を記載のうえ切り取って出版社に送ると1000円が振り込まれるタイプが販売されたとします。どちらでも好きなほうをお選びくださいと言われたら、あなたはどちらを選ぶでしょうか？　ほとんどの人は1000円札が挟まっているほうを選ぶと思います。これは、1000円という強化子を得るための行動コストがより低いほうを選択するからだと説明することが可能です。

さて、お示しした通り、診断という行動はとても行動コストの高い行動です。よりコストが低く診断できるとしたら、そちらの行動を選択してしまう可能性が高いかもしれません。要は、手っ取り早く診断をして、治療につなげられるということです。実は、患者も行動コストが低い行動を選択する可能性が高いのです。多くの人は、何ヵ月も診察や検査を受け、診断されるよりも、一回の診察で診断を受けて薬を処方してもらえることを好むでしょう。もちろん、正確な診断を受けることは大切ではありますが、そのために何度も通院し、検査を受け、その間の治療はストップしている状況が続くようであれば、そもそも患者は診断を受ける前に通院しなくなってしまうかもしれません。

◆疾患喧伝と行動コスト

「行動①　受診」で、疾患喧伝について簡単に触れました。繰り返しになりますが、疾患喧伝とは、製薬会社や医師などの専門家が、薬を販売したり治療法を伝えたりするために、その市場の拡大を図ることです。疾患喧伝により、その病気であるという診断をしやすくなる可能性があるのですが、それはどうしてなのでしょうか？

理由の一つとして考えられるのは、患者がその診断を望むからです。発達障害という病名が流行し始めたとき、新患の多くが「私、発達障害だと思うんです」ということで来院されていました。当然ではありますが、発達障害と診断をするのはとても難しいことです。そして、診断として発達障害を否定することも稀ではありません。私がそのことを告げたとたん、激昂した患者に「黙って、発達障害って診断すればいいんだよ！」といきなり首を絞められそうになったこともあります。つまり、患者が望む通りの診断をすることは診察する側にとっては行動コストを下げることになり、患者にとっては望んだ通りの診断を示してもらえるという結果が生じるわけです。

また、うつ病が流行ったときには、当時、しきりに宣伝されていた新しく認可された抗うつ薬がいとも簡単に効果をあげるかのように錯覚した医師も多かったのではないでしょうか。治療については次章で触れますが、治療もまた行動コストの高い行動です。新しい薬で治療の効果があがるなら、いろいろ苦心して薬を調整する手間が省けるというものです。つまり、治療者にとって、診療における行動コストを下げることが可能に思えるのではないでしょうか？

しかし、必ずしも疾患喧伝の影響を受けた診断が正しいとは限りません。それなのに、そのような診断を続けるのはなぜでしょうか。

◆誰のための診断？

行動の後に強化子が時々出現することを「**部分強化**（partial reinforcement）」もしくは「**間歇強化**（intermittent reinforcement）」といい、行動のたびに強化子が出現することを「**連続強化**（continuous reinforcement）」といいます。行動の結果、環境の変化が生じないという条件を「**消去**（extinction）」といいます。強化された行動を消去すると、その行動の自発頻度は徐々に低下し、強化する前の自発頻度に落ち着くことがわかっています。弱化も行動の生起頻度を低下させるのですが、それによる行動の出現頻度はオペラント水準を下回ることになります。また、部分強化された行動のほうが、連続強化された行動よりも消去されにくいという性質があります。つまり、部分強化では強化を止めても行動はなかなか減少せずに持続するのです。この消去のされにくさを「**消去抵抗**（resistance to extinction）」といいます。

誤診、あるいは誤診に至るプロセスは部分強化されています。つまり、毎回の治療で改善がみられるわけではないのですが、時折、治療の効果が得られてしまうことがあります。そもそも、精神科の薬はなぜ効くのかもわかっていません。ある種の抗精神病薬に至っては、統合失調症だけでなく双極症、うつ病にも保険での使用が認められています。ですから、双極症を統合失調症と誤診して治療しても、改善がみられることがあります。そして、その診断（あるいは診断のプロセス）はときにみられる治療の奏効という部分強化によって強化され、なかなか消去されなくなってしまうのです。

十分な診察による行動コストを惜しみ、治療効果が得られなくても診断の変更を検討しないということは、医療を受ける側からすれば驚くべきことかもしれませんが、残念ながら、医療では往々にしてそのようなことがあるのです。

誰のために診断をするのか、それは患者のためであることは間違いありません。ですから、より適切な診断に近づこうとすることは医療者の務めなのです。手軽な診断よりもしっかりと診断を受けることの大切さを患者にきちんと説明し、協力してもらうことが、「診断する」という行動では、一番大切なことかもしれません。また、そのことで、多少の時間がかかっても、診察を受け続けるという行動を強化できることが治療者には求められているのだと思います。

患者と協力して、より適切な診断を導き出し、よりよい治療、よりよい予後につなげること。このことが「医療という行動」の強化子になることを願っています。

行動④ 誤診

——医療とエラーの蜜月関係

◆治療の前に、誤診について考える

あれは2022年のことでした。人々の口にしばしば上る一節「それ、誤診です！」という決め台詞を携えたドラマが放送されておりました。その劇中で浜辺美波さんが演じる雪村白夜という如何にも謎めいた女性が、その決め台詞で医師の診断を覆し、終いには患者の命を救うのでありました。

物語の内容に対する賛否はさておき、誤診を正し、患者を適切な治療へと導く展開には、多くの視聴者が清々しい心持ちにさせられたことでありましょう。しかしながら、その背後には、勧善懲悪にも似た単純な善悪の対立が透けて見えてしまい、誤診をした医師は、まる

で時代劇における悪代官のように、罪を償うべき存在として非難されることになりかねないという問題も否めません。しかるに、誤診とは本当にそのような悪事なのでしょうか？

先の章では、「診断する」という行動と、「診断を受ける」という行動について考察を重ねました。通常であれば、診断の次は待ちに待った「治療」へと進むのが自然なのですが、私自身、ひょっとして誤診をしているのではないかという自省の念もあり、また、日々の精神科臨床で遭遇する誤診の多さに心を痛めているため、誤診というものに対する興味は尽きることがありません。そこで、ここでは誤診について考えてみることにします。

◆鑑別診断なのか、誤診なのか

私がまだ若く、経験の浅い医師だった頃のことです。しばしば指導医は「で、鑑別診断は？」と問いかけてきたものです。

鑑別診断という言葉を何度も耳にするうちに、その意味をある程度は理解したつもりになっていました。しかし、鑑別診断とは一体何なのでしょうか？　この機に改めて確認してみようと思います。

鑑別診断は、英語で“differential diagnosis”と表されます。“differential”という語は、名詞にすると“differentiation”すなわち「区別」を意味します。では、何を区別するのでしょうか。それは、患者が示す症状を引き起こしている病気と、同じような症状を引き起こすかもしれませんが実際には患っていない病気との区別です。たとえば、患者が咳に苦しんでいる場合、それが心不全によるものか、あるいは単なる風邪によるものかを見分ける必要があります。心不全と風邪、これらを区別できなければ、すなわち誤診となるわけです。

鑑別診断とは、このように、症状や検査結果から複数の病気の可能性を検討し、最終的な診断を下す過程です。このため、関連する病気のリストを作成することが、鑑別診断を行ううえで重要となります。

リストを作ること自体は、知識があれば可能ですが、そのリストから実際に症状を引き起こしている病気を見つけ出す作業は容易ではありません。しかし、診断がつけられるようになるまで待っていては目の前の患者の苦しみは改善しません。そこで、可能性の高い病気の治療を開始することになるのですが、この治療が効果を示してくれるとは限らないのです。治療に効果がなければその病気を否定し、次に可能性の高い病気の治療を開始します。しかし、また、効果はみられません。そこで、その病気も否定し、この繰り返し……。この試行錯誤のプロセスは、臨床の難しさを如実に示しています。

多くの病気を否定しながら鑑別診断に至るこの過程を単に「誤診」とするのは適切ではないと私は考えます。しかしながら、診断をつけるために治療を行うという事実は、治療を受ける側からすれば想像もしないことかもしれません。とくに、診断がつかないという事態は、診断を待つ側にとっては受け入れがたいものでしょう。医療を提供する側としては鑑別診断の一環であっても、受ける側にとっては誤診と感じることもあるでしょう。この認識のギャップを埋めるためには、治療者が何を考え、何を行おうとしているのかを、患者に対してしっかりと伝えることが求められます。

◆診断エラーと認知バイアス

先ほど、鑑別診断の過程では鑑別の失敗もありうることを咳の例でお示ししました。以下では、なぜこのような失敗が起こるのかについて考えてみようと思います。

近頃、誤診に似た表現として「**診断エラー**」というものが用いられています。WHOは、診断エラーを「診断が見落とされたり、不適切に遅れたり、間違っている場合に生じる。診断が完全に見逃される場合（たとえば、症状があるにもかかわらずがんを見逃す）、診断を間違う場合（たとえば、ある診断を患者に告げたが、実は他の診断の可能性がある）、診断が遅れる場合（たとえば、がんを示唆する異常な検査結果があったのに、誰も気づかずにいた）などがある。これらの分類は重複することもある」と定義しています[1]。

つまり、誤診はもちろんですが、問題に気づかずに診断が遅れることも診断エラーに含まれることになります。誤診も診断の遅れも、その原因に関して共通する部分があるようです。ここで注目されているのが「**認知バイアス**」というものです。

通常、人間の意思決定においては、直感的な判断と分析的な判断が相補的に機能していると考えられます。この二つの思考モードによって意思決定がなされるという考えは「二重過程理論（dual process theory）」と呼ばれ、二〇〇二年にノーベル経済学賞を受賞したダニエル・カーネマンによる『ファスト&スロー』という著作でも知られています[(2)]。**直感的な判断**は、システム1と呼ばれ、無意識的に働く効率的な思考により処理されます。システム1により、迅速な判断が可能となります。先ほどの例のように、「咳が出る」と言われると「風邪」という診断が浮かぶような思考ですね。

一方、**分析的な判断**はシステム2と呼ばれる論理的な思考により処理されます。システム2は直感的には判断できない、計算や秩序を要するような意思決定に用いられます。たとえば「咳以外に風邪の症状はない。その咳も、どうも就寝時にひどいようだ。足のむくみもあるし、これは心不全かもしれない」などという思考です。

システム1にもシステム2にも、長所もあれば短所もあります。システム1は自動的に働くため、考える労力を必要としません。短時間での判断が可能であるために、急いで何かを決めなければならないときにとても有効です。一方で、直感的な判断であるために、見た目だけにその判断が引きずられやすい、環境に判断が左右されやすくなるなどの短所がありまです。システム2は論理的、分析的なものであるために、判断には十分な吟味がなされるという長所があります。しかし、時間がかかり、判断のための労力も必要となる点が短所です。

◆システム1による判断とシステム2による判断

では、ここで次の質問にお答えいただきたいと思います。

ある投資により、あなたはすでに100万円儲かっています。このまま投資を継続すれば、80%の確率で儲けは130万円になりますが、20%の確率で儲けはゼロになります。さて、あなたは投資を継続しますか、それとも投資をやめますか?

この質問では、多くの人が投資をやめるという判断をしてしまいます。これはシステム1による直感的な判断ともいえます。

この状況を期待値をしっかり計算して評価すると、投資を続けるかどうかの判断がより明確になります。期待値とは、各結果における利益または損失をその発生確率で重みづけして合計したものです。このケースでは、投資を続けた場合の期待値は以下のように計算できます。

儲けが130万円になる確率は80%です。儲けが0円になる確率は20%です。

期待値Eは次の式で計算されます：

E＝（130万円×80%）＋（0円×20%）＝104万円

つまり、投資を続けた場合の期待値は104万円です。現在の儲けは100万円ですから、投資を続けると、さらに4万円の利益が出る可能性が高いことを意味します。したがって、この投資の決断を単純に金額の期待値で考えるならば、直感に反し、投資を続けるのが合理的です。

では、次の質問はいかがでしょうか?

ある投資により、あなたはすでに100万円の損失をしています。このまま投資を継続すれば、80%の確率で損失は130万円になりますが、20%の確率で損失はゼロになります。さて、あなたは投資を継続しますか、それとも投資をやめますか?

同様に、投資を続けた場合の期待値を計算します。

損失が130万円になる確率は80%です。損失が0円になる確率は20%です。

期待値Eは次の式で計算されます：

E＝（－130万円×80％）＋（0円×20％）＝－104万円

投資を続けた場合の期待値は、損失が１０４万円になります。これは、投資をやめた場合の確定した損失１００万円に比べて、追加で４万円の損失が発生する可能性が高いことを意味します。この計算結果から、単純に期待値を基準に判断するならば、投資をやめて現在の損失１００万円で損切りするのが合理的です。投資を続けるとさらに損失が増える可能性が高くなるため、リスクを避けたい場合は投資を中止する選択が望ましいのです。

しかし、上記の解説なしにこの質問をすると、システム１による判断により、多くの人は１００万円の損失を埋めることを直感的に考え、投資を続けるという判断をしてしまいます。このようにシステム１による判断と、期待値を計算するというシステム２による判断は、ときに異なる結果を導き出す点に注意してください。

さて、医療では迅速な意思決定を求められることが多く、その際には経験に基づいた直感的な判断を行うことが多いのです。つまりシステム１による判断です。システム２による分析的な判断のほうが好ましいと思われるかもしれませんが、実はそうでもありません。時間をかけて分析的思考を活用するだけでは診断精度は向上しないという報告もあり[3]、結局のところはバランスよく、二つの判断を使い分けるのがよさそうです。

しかし、我々の判断は、どうしてもシステム１に引っ張られてしまうことが多く、それにより判断が非合理的になってしまいます。この非合理的な判断に至らせるものを認知バイアスと呼びます。

医療において、認知バイアスは診断をする側にエラーを生じさせる主要な原因と考えられますが、実は、診断をされる側の認知バイアスにもなりうるのです。

◆代表的な認知バイアス

では、いくつかの代表的な認知バイアスを紹介してみたいと思います。

アベイラビリティ・エラー

システム１に基づくと思われる代表的なエラーとして、「アベイラビリティ・エラー（availability error）」というものがあります。これは、真っ先に頭に思い浮かぶものを選択しやすくなるというバイアスで、最近の経験、あるいは記憶に強く残る経験から特定の事項が想起されやすくなるものです。

これは診断にも当てはまります。たとえば、数週間前に心疾患を見逃しそうになり、なんとか患者が回復に向かってホッとしたという経験をしたとします。すると心疾患が記憶に強

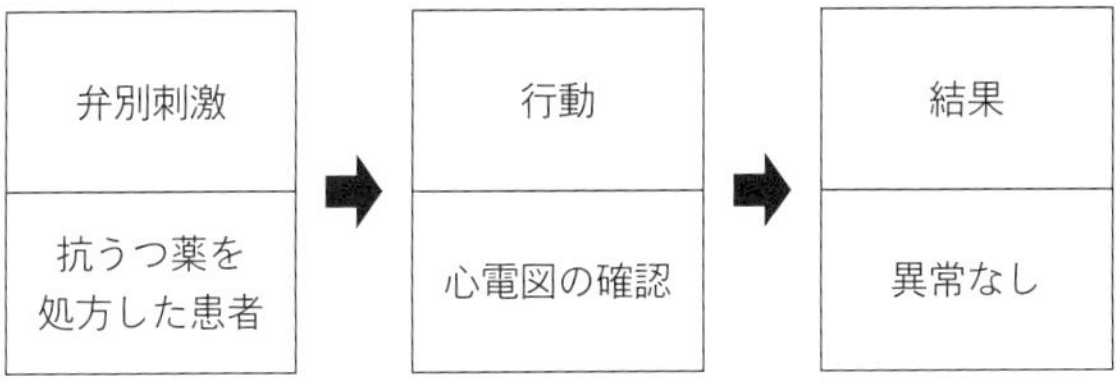

図4-1　心電図の確認という行動の消去

く残ることになり、呼吸器系の病気による息切れにもかかわらず、「これは心不全の症状だ！」などと診断をしてしまいがちになる、といった状況です。

アベイラビリティ・エラーは過大評価だけでなく過小評価にも影響を及ぼすことがあります。たとえば、抗うつ薬を内服すると心電図異常が起こる場合があるのですが、当初は抗うつ薬を処方した患者の心電図を定期的に確認していても、正常であることが続けば、「抗うつ薬の心電図異常はほとんど起こらない」などと判断してしまい、そのうち心電図を確認しなくなるかもしれません。このことは、行動という視点からも説明が可能です。心電図を確認するという行動が「心電図異常」という強化子により強化されたとしましょう。すると、正常な心電図では強化子は出現せず、心電図を確認するという行動は消去されてしまいます（図4－1）。本来であれば、正常であろうが異常であろうが、心電図そのものが強化子にならないといけないのですが、どうも医師という人種は異常にばかり関心が向いてしまうような気がします……。

早期閉鎖

「早期閉鎖（premature closure）」とは、すぐに結論に飛びつき、考えるのをやめてしまうことです。たとえば、あるもっともらしい診断を思いついたら、他の診断の可能性を考慮せずに鑑別診断をやめてしまうようなことです。これは担当医の変更の際に出現しやすいエラーかもしれません。新たに患者を引き継いだとき、大抵の場合、前の担当医からの申し送りというものがあります。申し送りの記載を鵜呑みにしてしまい、早期閉鎖という認知バイアスが生じ、以前の主治医の診断を疑わずにそのまま診療を続けるといった状況です。実は前の主治医も、その前の主治医からの申し送りにより早期閉鎖が生じていたなんてことも……。

また、このバイアスによって、症状の変化を見落とすこともあるかもしれません。たとえば、心理的な要因で普段から胸の痛みを訴える患者が、あるとき「いつもより痛い」と訴えたとしましょう。すると「いつものように、心理的なものだ」と判断してしまい、心筋梗塞の発症を見落としてしまったというような状況です。

確証バイアスとアンカリング・バイアス

「確証バイアス（confirmation bias）」とは、仮説を支持する臨床データのみを選択的に受け入れ、支持しないデータは無視してしまうことです。このバイアスにより、診断と明らかに矛盾するような検査結果があっても、その結果は軽視してしまい、自分の仮説を支持する結果は重視することになります。

似たようなバイアスとして、「アンカリング・バイアス（anchoring bias）」もあります。これは、診断に一致しないデータが増えたとしても、最初に下した診断に固執し続けるといったものです。しばしば、確証バイアスによってアンカリング・バイアスが助長されてしまうことも起こります。とくに診断の初期に自分の仮説を支持するような検査結果や症状が集まったときには、その仮説に固執してしまいがちになるため注意が必要です。

ハロー効果

「ハロー効果（halo effect）」も認知バイアスの一つです。“hello”ではなくて“halo”ですよ。“halo”とは、「後光」や「光輪」を意味します。仏様の後ろについてる例の輪っかみたいなやつですね。これは、一つの特徴に引っ張られてしまうことで、その対象への認知を歪めてしまうという現象です。「後光効果」「光背効果」と呼ばれることもあります。

たとえば、ある人を評価するときに、その人の肩書きや外見といった特徴によって、その人の評価や発言内容に対する認知が歪められることがあります。診療の場で、患者が「その診断は何だかおかしいな」とか「全然、よくなってないな」などと考えたとしても、最終的には「お医者さんの言うことだから間違いない」という判断により、結局、何も言わずに黙ってしまうといったことです。このことに関しては医師にも問題があるかもしれません。

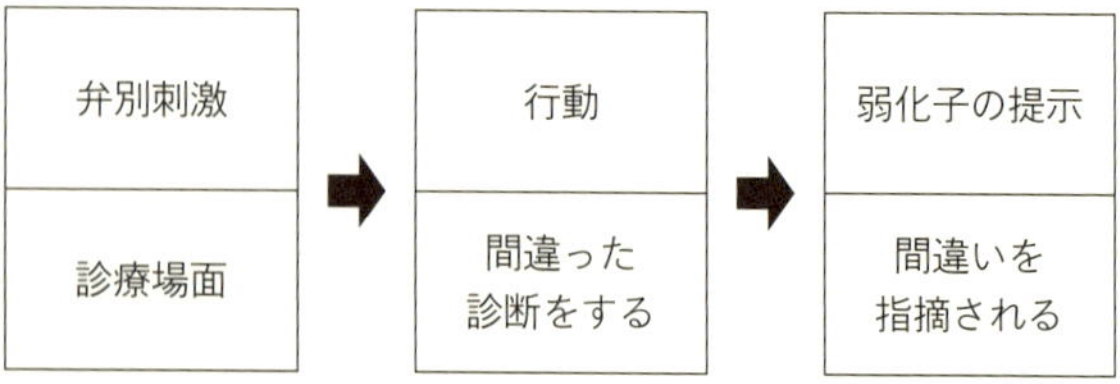

間違いの指摘が弱化子として機能すれば、間違った診断をするという行動は弱化する。

図4-2　間違った診断をするという行動と弱化子の提示

往々にして「素人は黙ってろ」みたいな雰囲気を醸し出す医師も見受けられますから……。

それはともかくとして、ハロー効果の弊害としては、診断を変更すべきと思われる患者からの情報が得にくくなり、医師自身が誤診したことになかなか気づくことができない点が考えられます。さらに、そのことにより、同じような患者を診察したときに同じような誤診をする可能性が高いということになります。

間違いを指摘されることは、間違った行動を修正するうえでとても大切なことですよね？　行動という視点では、間違いの指摘は弱化子として機能し、間違った行動に随伴することで、その行動は弱化することになります（図4－2）。

ただ、診療場面では、患者からの指摘が弱化子として機能し、誤った診断をするという行動は弱化（弱化子提示による弱化）しなければいけないことが前提です。患者からの指摘により、患者を攻撃する行動が強化（弱化子消失による強化）されることがあってはなりません。ここであえてこのような注意書きをしなければならないのは、実に悲しいことでございます。

◆対応が難しい患者は誤診されやすい？

ハロー効果により診断エラーが生じる際、患者の態度は、一見すると医師に従順と思えることが多いかもしれません。では、クレームが多いような、対応が難しいと思われる患者であれば、診断エラーは減少するのでしょうか？

実は、対応が難しいと見なされる患者は、診断に費やした時間あるいは症状の複雑さにかかわらず、医師が診断を誤るリスクが高まることを明らかにした研究があります[4]。

この研究チームは、内科研修中の医師74人に、同じ症状を記述したいくつかのシナリオを2種類のバージョンで提供し、医師たちがどのように判断するかを検証しました。シナリオの一つは、対応が難しい患者を描いたもので、もう一つは、同じ症状ではあるものの、問題となるような言動はみられない中立的な患者を描いたものでした。そこに示された対応が難しい言動としては、要求が多い、攻撃的である、医師の能力を疑う、医師の助言を無視する、医師が自分のことを真剣に考えてくれるとは思っていない、自分を完全に無力と思っているなどでした。医師は、最も可能性の高い診断をできるだけ早く書き留めたうえで、患者の好感度についての評価を求められました。

その結果、医師たちは、対応が難しい患者を誤診する割合が高かったのです。そして医師たちは、中立的な患者と比べ、対応が難しい患者から得た臨床情報を思い出しにくかったのです。これは、診断に費やした時間に関係なく当てはまりました。対照的に、医師たちは、対応が難しい患者については、その問題となる言動に関する情報をより多く思い出したのです。これらの結果は、診療に必要な情報を正しく処理することを、問題となる言動に対処するために必要な精神的エネルギーの消費が妨げていることを示唆するものだと研究者らは結論しています。ちなみに評価された患者の好感度は……言うまでもない結果でした。

ここで、先ほどのシステム1とシステム2の話を思い出していただきたいのです。システム1による判断には労力がかからない。一方で、システム2による判断には労力が必要です。つまり、このように診察に労力が割かれる状況では、システム1による判断が優位となることは明らかではないでしょうか。しかも、この研究の対象は、専門医研修中という、医師としての経験がまだこれからという者たちです。そのため、経験豊富な医師に比べると判断のために必要な経験がそもそも少ないため、直感的な判断を誤る可能性が高く、このような結果を示したともいえそうです。

◆誤診は悪か？

さて、これらのバイアスから何がみえてくるでしょうか？

一つは、現在の医療が置かれている状況を鑑みれば、誤診を含む医療におけるエラーをなくすことは難しいということです。つまり、医療を行う以上はエラーは起こりうるものと認識する必要があるわけです。

だからといって、医療とはそういうものだと開き直ってもいけません。前章で、手軽な診断よりも、しっかりと診断を受けることの大切さを患者に説明し、協力してもらうことが、「診断する」という行動で一番大切だと書かせていただきました。この「協力」が診断エラーを減らすためにとても大切であることは間違いありません。では、このような協力を得るうえで何が問題となっているのでしょうか。制度の問題？　教育の問題？　簡単に「協力」と言っているけれど、本来あるべき協力とはどういうもの？　協力を強いる時点で、それは純粋な協力じゃないのでは？　などなど。

全米では年間４万４０００～９万８０００もの人々が医療過誤で亡くなっているという報告もありますから、医療過誤の一つともいえる誤診をすべきではないのは当然です。しかし、見方を変えれば、誤診とは、医療とはどんなものなのかということを我々に考えさせるだけでなく、医療にとって必要不可欠な人間への理解をも深めてくれるものなのかもしれません。

でも、やっぱり、誤診は避けたいですよね……。

行動⑤　外来診療
——通院を強化するものは？

◆外来って何だろう？

「今日は具合が悪いので受診できません」

時々、外来にこのような電話がかかってきます。現在勤めている病院に限ったことではなく、今まで勤務してきた病院、すべてで経験しました。

でも、ちょっと待ってください。具合が悪いから受診できませんって、何か変じゃないですか？　これは精神科だから起こり得る現象なのでしょうか？　他の科でも同様なのでしょうか？

そもそも、「外来」とは入院ではなく医療機関に通院して診察を受ける、あるいは診療を行うことです。もしくは、診療を行う場所のことです。当然ですが、「外来を受診する」という行動は、数ある選択肢のうち患者が選択した行動です。家で動画を観る、家で寝ている、仕事に行くなど、他にも選択できる行動は存在します。それにもかかわらず、わざわざ出かける支度をし、場合によっては長時間移動し、受付をし、ときには数時間待ち、その間に検査などを受け、やっと診察が始まったと思ったら数分で終了。そして、今度は処方箋を持って院外薬局へ。そこでも長時間待ち、またそれなりの距離を移動して帰宅します。なかなかハードですよね。外来に行くだけで病気になりそうです。では、なぜ外来で診察を受けるのかといえば、外来受診という行動が強化される、もしくはルールに従っているから、ということになります。

外来通院のルールは、おそらくとても単純で、「次は○月○日に予約をとったので受診しないといけない」という程度のことではないかと思われます。

問題は、外来がどのような結果で強化されているかです。病気が治るから？　いやいや、外来に行けば病気が治るとは限りませんよ。ときには入院になることもありますし、毎回「変わりありませんね」と言われ続ける外来もあるでしょう。では、薬をもらえるから？　これも一理ありそうですが、すべてではないでしょう。せっかく処方された薬なのに、服用しない患者はたくさん存在します。

入院については次章で触れますが、入院に比べると外来の機能はかなり曖昧です。

◆医学部では外来のやり方は教わらない

ところで、曖昧なのは外来の機能だけではありません。実は医師の側も、外来診療の正しいやり方は、よくわからないのではないでしょうか。

入院に関しては、研修医の時代から病棟で患者を担当し、その診療を通じて、診察、検査、治療、患者本人あるいは家族への対応の仕方を学ぶものです。その際、先輩の医師がときには厳しく、ときには厳しく、ときには優しく、ときには厳しい指導をしてくださることで、医師としての腕前を磨いていきます。

しかし、外来に関しては、先輩医師の指導の下しっかりとそのやり方を学ぶということはないのでは？　と思います。教授や外来部長など偉い先生方の陪席や書記などをして診察の仕方を学ぶことはあるかもしれませんが、そのような教育的ともいえる外来は普段の外来に比べて丁寧なことが多いのです。大勢の患者が詰めかけるような忙しい外来では、そんなふうに時間をかけて対応していては、一日中かかってもすべての患者に対応できなくなってしまいます。

それにしても、研修医の書記というシステムはまだ存在しているのでしょうか？　これは、診察している偉い先生の代わりに診療録に記載をしたり、言われるがまま処方箋を作成したりする作業です。これにより診察の仕方を学ぶ仕組みなのですが、単に偉い先生の代わりに煩雑な業務を担当させていただいておりますという感じで、何だか『白い巨塔』にみられるような、権威主義の名残のような気もします。実際に作業に追われて、大して勉強にならなかったし……私だけかもしれませんが。もうちょっと良い教育方法がありそうですね。

さて、陪席や書記ではなく、実際に外来診療を行うという行動は、ルールというよりも随伴性によって形成されているかもしれません。では、どのような行動の結果によって、外来診療が強化、あるいは弱化されるのでしょうか。それは診療の結果だけでなく、患者とのやりとり、患者からのクレーム、外来看護師の笑顔、そして冷たい視線などが考えられます。患者からの情報をいかにキャッチできるかも大切ですが、それ以上に、ベテラン外来看護師の視線をいかに次の診療にフィードバックできるかが外来診療の腕前を上げるためのポイントになるかもしれません。「チーム医療」というと入院治療を考えがちですが、実は外来も完全にチーム医療なのです。

◆「初めての出会い」は、たいてい外来

さて、患者と医師の最初の出会いは、たいていは外来です。救命救急や精神科の措置入院など、いきなり入院対応をする場合もありますが、通常は患者が初診の申し込みをして、診

察室で「初めまして」ということになります。

おそらく、初診の際には、患者も医師も緊張するのではないでしょうか。患者からすれば「どんな医者が診てくれるのか?」「自分の病気は何だろうか?」「ここに通い続けて大丈夫なのか?」など、さまざまなことを考えながら初診の問診票に記入をするかもしれません。

一方、医師のほうは「どんな患者が来るのか?」「自分に対応できる病気なのでしょうか?」などと考えながら、問診票の記入が終わるのを待っているかもしれないのです。

何を隠そう、私は初対面の人と話すのが苦手です。なので、初診の際はいつも緊張していました。ここで「苦手です」が現在形、「緊張していました」が過去形である点がポイントでございます。以前の私は「患者さんに好かれないといけない」と思っていたのです。でも、今はそんなことは思っておりません。好かれるときは何をしても好かれますし、好かれないときは何をしても好かれないものです。そのようなことに気を遣うくらいなら、診断や治療に気を遣うほうが患者にとっても医師にとっても有益だと思ったら、初診が楽になりました。

例としては不適切かもしれませんが、店の雰囲気がいい、清潔さに気を配っている、店員の対応も素晴らしい、「これは期待できるぞ」と思ったラーメンがとんでもなく残念な味だったら、もう一度来店しますか?　「それだけ他のことに気を遣うくらいなら、肝心のラーメンの味に気を遣ってくれよ」と思いませんか?

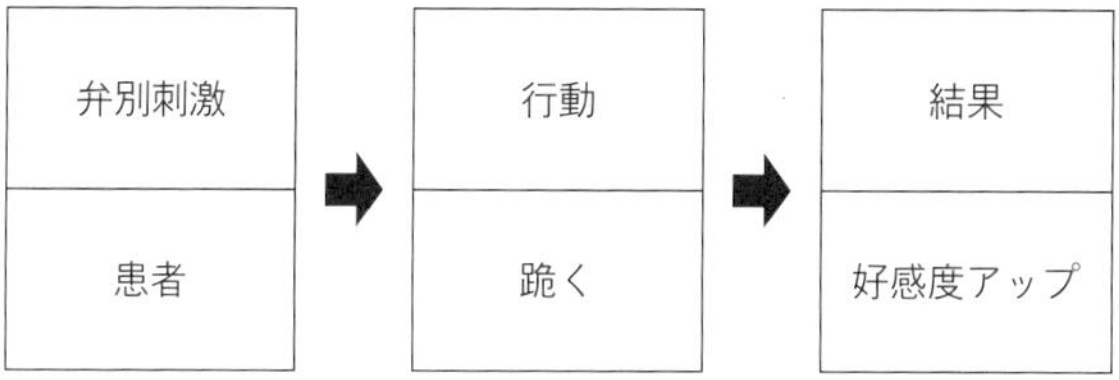

図5-1　過度に丁寧な対応をする病院のルール

医療機関は医療を提供する場所です。もちろん、基本的な礼儀をわきまえるのは大前提です。ただ、好かれようと思わないのと、嫌われようとするのは同義ではありません。このあたりの距離感は、随伴性によって形成されているなぁと感じています。患者と医師の距離感は医療に独特なものです。

ところが、最近は過度に丁寧な対応をする医療機関が増えている気もします。患者と目線を同じ高さにするためとはいえ、医療機関の床に跪くことはないのではと思っちゃいます。むしろ、その方々の服の汚染が気になって、話に集中できないじゃないですか。たぶん、そこでのルールは「患者に好感を抱いてもらうこと、不快感を与えないこと」になるのでしょう（図5－1）。ところで、何だかお金が好きそうな医療機関ほど、そういう傾向が強いような気がしますが、それは私の偏見ですよね……すみません。

◆最初の医師が二回目も診てくれるとは限らない

個人で開業しているクリニックや小さめの病院などでは、初診を担当した医師が二回目以降の診察（再診）も受け持つことが多いのではと思います。しかし、大学病院など大きな病院では、初診担当医と再診担当医が異なることがあります。初診担当医がベテランで、再診担当医が若手というところもあれば、初診担当医が若手で、再診担当医がベテランというところもあります。

このどちらにもメリットとデメリットがあると思われます。たとえば、初診がベテランだと鑑別すべき診断を多く挙げることができ、その後の診察の道筋をある程度示すことができます。しかし、治療がその道筋通りに進まなくなったときに、若手の医師では的確な診療を行うことに苦慮するかもしれません。一方、初診が若手の場合は、初診で気がつかなかったことを、再診を担当するベテラン医師が気づいてくれるかもしれません。しかし、患者からすれば「最初とずいぶん話が違うぞ」という印象を受ける可能性があります。

では、初診も再診も同じ医師のほうがよいかというと、必ずしもそうとはいえないのです。前章で触れたように、医療においてエラーはつきものです。初診も再診も同じ医師だと、異なる視点をもつことが難しくなるために、エラーが生じた際に気づくのが遅れる恐れがあります。たとえば、憑きものです。私の専門はギャンブル行動症と思われているのですが、実は一番の関心分野は狐憑きや犬神憑きなどの憑きものなのです。とはいうものの、最近は憑きものの患者が減りました。これも時代かなと思います。でも、そのうち「ＡＩ憑き」などの憑きものも出てくるかもしれません。最終的には人間憑きのＡＩとか出てきたり……。

さて、「狐が憑いた」ということで外来に患者が来たとします。「これは幻覚妄想状態であり、統合失調症だ」と診断しますと、診断した医師はそのまま統合失調症として薬物中心の治療を継続するかもしれません。しかし、初診担当医が統合失調症と診断しても、再診担当医が「これは実は解離症だ」と診断の修正ができれば、効果が乏しい薬物療法ではなく、精神療法中心の治療に切り替えることができるかもしれません。解離症の一分類である解離性同一症は、憑依型と非憑依型に分類されます。憑依型では、典型的には、神や悪魔などの超自然的な存在や、人や動物の霊（と称するもの）が本人とは別の人格として出現します。しかし、実際の診断は難しく、解離性同一症だと思っていたら、統合失調症だったということもありえます。憑きものに誤診はつきものなのです。私も原稿を書いてる場合ではありません。憑きものへの対応力を高めるために、もっと勉強をしないといけません。

◆二度とお会いしないということ

残念ながら、継続的な診療が必要にもかかわらず、初診を受けた患者さんがその後来院しなくなることは稀ではありません。受診するのをやめるということは、弱化です。弱化は弱化子が提示された場合と、強化子が除去された場合に起こります。医師の態度があまりにも

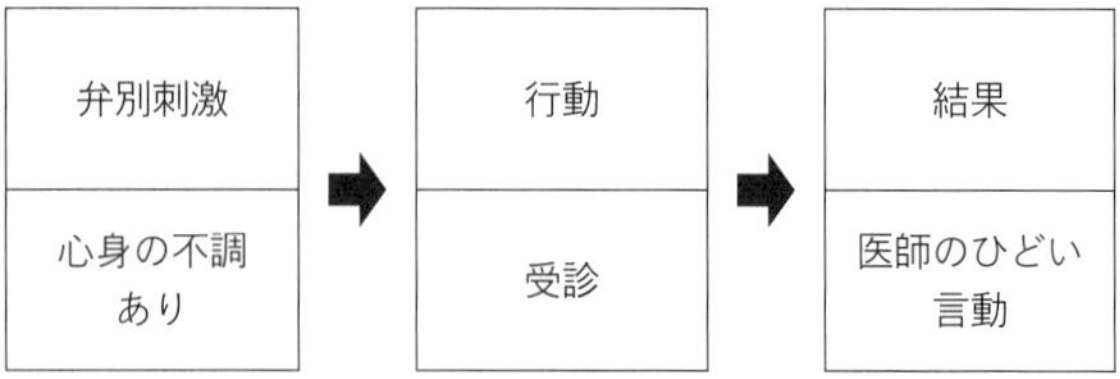

図5-2　弱化子提示による弱化の一例

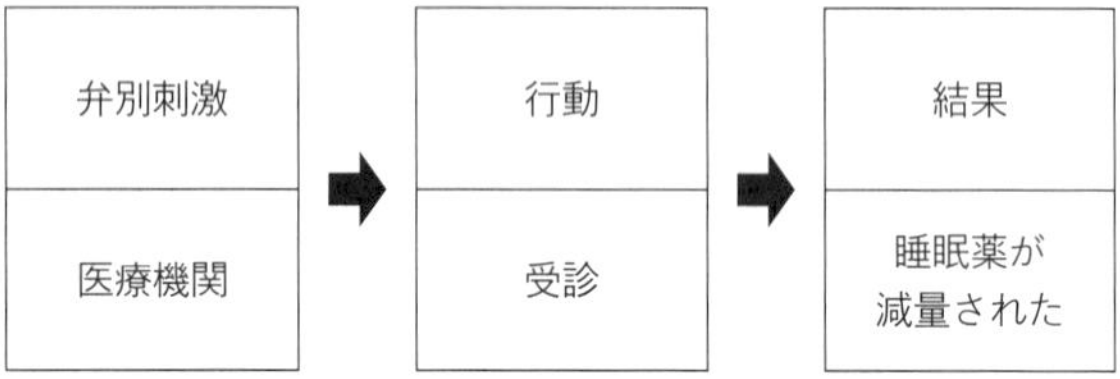

図5-3　強化子除去による弱化の一例

悪ければ、いくら腕がよくても再診のためにその医療機関へ行くことに躊躇するでしょう。この場合、医師のひどい言動は弱化子です（図5−2）。患者に好かれようとする必要はないですが、わざわざ嫌われようとする必要もまったくないことは先に述べた通りです。

あるいは、医師が今まで気軽に出してくれた睡眠薬が、『国が出すな』っていうから気軽に出せなくなった」などの理由で急に減量された場合などは、強化子除去による弱化に該当します（図5−3）。「この薬を処方してくれないなら、もう受診する価値はない」などと考える患者は多いかもしれません。

先ほど、受診するのをやめるのは弱化だと断言しました。でも実は、これは正確な表現ではありません。受診しなくなるのは弱化だけではないのです。消去もあります。実際には、外来受診を中断する理由としてかなりの割合を占めるのは「通院してもよくならない」ということではないでしょうか。「医療は何でも治してくれる」というのは実際には幻想に過ぎないのですが、あまりに治らなければ、受診先を変えたくなるのは当然だと思います。外来受診という行動を自発しても何も変化が起きなければ、その行動は当然に消去します。

思うように治療が進まず、ときに苛立ち、主治医やスタッフに怒りをぶつける患者もいるでしょう。この「怒りをぶつける」という行動は、消去に伴う**バースト**（burst）です。行動を消去すると、その行動の生起頻度や強度が一時的に増大したり、別の行動が高頻度で出現したりすることがあるのです。これをバーストといいます。

百貨店などで「お菓子を買っておくれよぅ」と泣いている子どもを見かけることがあります。親はいつか泣きやむと思って無視をします。そうしますと、子どもはもっと激しく泣き叫び、床の上に転がって手足をバタバタさせるかもしれません。これがバーストです。その結果、親は仕方なく「仕方がない。お菓子を買ってあげるから、もう泣くのはおよし」と言ってしまうのです。そうしますと、「要求が通らないときに激しく泣けば、そして、床の上に転がって手足をバタバタさせれば要求が通る」ことをその子どもは学習するのです。クレーマーと呼ばれる患者がいますが、実は何らかの理由で「怒りをぶつける」という行動がバーストとして出現した際に、医療機関が心地よい対応をしてくれたため、「怒りをぶつける」という行動が強化されてしまったのかもしれません。

蛇足になりますが、患者が苛立っているときに、医師が怒りを鎮めようとなだめたり、ときには強気な態度で対応している場面を目にします。そうすると、患者はかえって苛立ってきます。患者が怒りをぶつけるということは、何らかの要求をしている場合があるのですが、その要求に対応しないで、怒りそのものを扱うことは、実は「怒りをぶつける」という行動を消去しているだけになってしまいます。そのため、バーストとして、さらに激しい怒りが出現することになるのです。

◆外来を継続するということ

では、「外来通院を続ける」とはどんな行動でしょうか。たとえ治療がうまくいかなくても、外来通院を続けることはありえます。この場合、治療の結果が外来通院を強化しているわけではないことは明らかです。つまり、患者が外来通院をする理由は必ずしも「治る」ということではないわけです。主治医に会えることが強化子だったり、医療機関で知人とおしゃべりすることが強化子だったりする場合もあるでしょう。

これが悪いことかといえば、そうともいえません。症状が改善しなくても病院に行くことを楽しみにし、毎回受診するということは、少なくとも外来に通えるだけの生活ができていることを意味するからです。入院に比べると外来の機能はかなり曖昧ですと先に述べましたが、実は、苦痛を抱えた患者が日々生活するための支えとなる何かを提供することが、外来の機能の一つなのかもしれません。癒しの場としての外来です。

ただし、治療ではなく癒しの場としての側面が強まると、新たな問題が発生します。それは、外来に通院するためには「症状が治らない」必要があることです。いわゆる疾病利得というものです。心理的な葛藤があったとします。症状によって葛藤は意識から遠ざけられることになり、患者は心理的な安息を得ます。このような疾病への逃避（flight into illness）による不安の軽減を、フロイトは**一次的疾病利得**（primary gain）と名づけました。これに対して、症状形成によって社会的責任を回避したり、利得を得たりすることを**二次的疾病利得**（secondary gain）と呼んだのです。(1) 現在では二次的疾病利得を指して疾病利得と呼ぶことが多いのではないでしょうか。

本来は、病気になり、症状に苦しめられているから受診をしたはずなのに、いつしか、受診を継続するために症状が除去されないことになります。これは、医療というものの奇妙な側面を表していると思います。

◆セカンドオピニオン外来

このように、通常は機能が曖昧な外来ですが、機能が明確に定められている外来もあります。それは、セカンドオピニオン外来です。

　セカンドオピニオンとは、患者自身が納得できる治療方法を選択するために、主治医が所属する医療機関とは別の医療機関で、診断や治療方針を求めるものです。つまり、主治医の意見以外である「第二の意見」となるので、セカンドオピニオンといわれるわけです。

　セカンドオピニオン外来では、あくまで、その病気の診断や治療方針を検討するのであって、治療は行わないことが特徴です。別の医師から「主治医の診断や治療方針が最善だ」と言われることで、安心感を得られるというメリットがあります。

　しかし、セカンドオピニオンが主治医と異なる見解であったらどうなるでしょう。患者は、主治医の診断や治療方針に疑問があったり、よりよい治療法を求めるためにセカンドオピニオン外来を受診するのでしょうから、セカンドオピニオンに従うかもしれません。しかし、どちらの意見に従えばよいかわからなくなるという問題が生じることもあるかもしれません。そのため、サードオピニオンを求め、その結果、さらに迷い、その間に病状が進行してしまうこともありえます。診断や治療という、医療の根幹そのものを追求することで納得よりもむしろ迷いが増えるというのは、医療という行動について考えるうえでとても興味深いことです。

　なお、セカンドオピニオンに関しては、国立研究開発法人国立がん研究センターのウェブサイトがとても参考になりますので、興味のある方は参照してください[2]。

◆専門外来

世の中にはさまざまな専門外来があります。私もかつて北里大学東病院にいた頃は、認知行動療法専門外来やギャンブル障害専門外来といった専門外来を担当しておりました。今にして思えば、やる気に満ち溢れて、とてもアクティブでした。あの頃の私はどこに行ってしまったのか……。

さて、そもそも専門外来とは何かと考えると、「呼吸器科とか循環器科は専門外来ではないの？」という疑問も湧いてくるかもしれません。内科、外科、呼吸器科、循環器科などの診療科は「標榜科目」と言い、標榜してよい診療科は医療法で定められています。一方、「専門外来」については、とくにルールは定められていないのです。そのため、各医療機関が自由に専門外来を掲げることになるわけです。

総合病院などでは、最初にどの科を受診すればいいのかわかりにくい場合も多いですから、専門外来のように、具体的な病気の名称が掲げられると患者としては受診しやすいですよね。しかし、専門外来でなければその病気の治療ができないわけでもないのです。というと、「いやいや、専門外来で扱うのは特殊な病気なので、ありふれた病気の診療とは訳が違いますよ」といった声も聞こえてきそうです。ですが、ありふれた病気と特殊な病気の線引きは曖昧ですし、「この病気は自分でなく専門の先生に」と診療をはなから放棄してしまう医師もいそうです。さらに、専門に特化した病気しか診療できませんというのも何だか困りますよね。

そもそも、専門外来のもつ怪しさとは、専門性を打ち出して他の医療機関との差別化を図ろうとする点にあるのではないかと睨んでおります。結局は経営という視点抜きに専門外来は成立しないのではないでしょうか。医療を提供するということは、診療報酬として、その対価を得るということでございます。つまり売上ですよ。売上がなければ病院の経営は行き詰まります。そのために売上をあげる工夫として専門外来という名称が利用されることもあるかもしれません。ここで「医療と経営」というとても厄介な問題が見え隠れしてきますが、これについてはもう少し先の章で改めて考えてみたいと思います。

とにかく、売上のためにある程度その形を変えられることも外来の一つの特徴かもしれませんし、それだけ外来は実体が曖昧だということなのかもしれません。

◆外来から入院へ

さて、外来での治療がなかなか捗らない、外来では診断が確定しないなどのさまざまな理由で、入院となる場合もあります。外来と入院とは何が違うのでしょう? 研修医だった頃、先輩医師に「入院は外来の失敗」だと言われたことがありますが、本当にそうなのでしょうか。

次章では、入院治療について考えることで、外来診療というものを改めて考えてみたいと思います。そのことで、医療という何だかよくわからないものの実態が、もう少しはっきりとしてくるかもしれません。

行動⑥ 入院
――国にとっても大事な行動

「あー、原稿が書けない！　いっそのこと、入院でもしちゃえば書かなくて済むのに……」今の私の心境ですよ。もちろん、そう簡単に入院なんてさせてもらえるわけもありませんし、入院したからといって、いつまでも原稿を書かなくて済むわけでもありません。そんなことは百も承知でございます。それでも、「入院さえできれば……」などと思わずにはいられない恐ろしい何かが原稿には潜んでいるのです。そして、ダメだとわかっていても、つい、何とかなるのではと思わせる魅力が入院にはあるようです。

◆入院とは何か？

さて、「入院」と気軽に言っていますが、「入院する」あるいは「入院させる」とはどういうことなのでしょう？　外来以外での治療が入院であると思いがちですが、私がかかわっている在宅診療などもありますので、そうとも断言できません。

実は、以前は、入院というものについて明確な定義はされていませんでした。とくに保険の分野ではこのことが問題となっていました。たとえば、昼間は病院を抜け出してパチンコに行ってしまうとか、普通に出勤して夜に病院に戻ってくるなど、治療とはかけ離れた行動をしながらも入院に関する保険金を請求してくるようなケースがあったのです。そういえば、貴志祐介氏の『黒い家』という小説が映画化されたとき、最初のエピソードは入院保険の不正請求でした。大竹しのぶさんの演技が凄まじかったです。「何度見てもおっかない映画」一個人的ベスト5に入る名作です。

話を戻しましょう。生命保険会社、損害保険会社および共済団体が販売する医療保険においては、「入院」についての定義がされています。そこでは、入院は概ね「医師による治療が必要であり、かつ自宅等での治療が困難なため、病院又は診療所に入り、常に医師の管理下において治療に専念すること」とされているのです(1)。

入院というと何日か病院に泊まることを考えがちですが、日帰り入院もあります。これは「入院日と退院日が同一の入院」のことです。

日帰り入院と間違われやすいのは、外来のベッドで治療を受けて休養する場合です。これも医師の管理下で治療に専念することに違いはありません。たとえば、夏の強い日差しの下で運動をしていた人が、突然フラつき始め、ぐったりしたところを病院に搬送されたとしましょう。まずは外来で診察を受けることになるのですが、熱中症と判断され、ベッドで点滴を受けました。これが外来での治療・休養のみであれば、入院ではなく外来での通院治療という扱いになります。しかし、病棟に運ばれて治療を受ければ入院となります。外来治療で終わるか日帰り入院になるかは、重症度、検査の有無、検査後の安静度などさまざまな要因に基づいて判断されることになるはずです。

さて、日帰りであろうと入院は入院です。入院基本料というものが算定されます。入院基本料は平成12（2000）年に診療報酬として新設されました。それまでは入院時医学管理料、看護料、入院環境料というものが個別にあったのですが、入院という組織的な医療提供体制を総合的に評価し、効率的な医療サービスの提供を誘導することが必要ではないかと考えられるようになったのです。そこで、入院時医学管理料、看護料、入院環境料を基本とする総合評価として入院基本料が誕生したのであります。「総合」ですから、入院にはさまざまな医療的な要素がかかわっているということであり、この点も外来と入院の違いを示しているかもしれません。でも、「総合」ってどういうことなのかと問われると、何が「総合」なのかは、実は、はっきりしません。

このように考えると、「入院とは何か」という問いに対する回答は、入院基本料を請求されるのが「入院する」ということであり、入院基本料の請求が「入院させる」ということである、といえそうです。しかし、それだけでは何か釈然としませんよね。

◆感染症による入院

実は、外来での診察を経たうえで医師が「入院が必要だ」と判断しなくても、入院になる場合があります。ある種の感染症です。

感染症の予防及び感染症の患者に対する医療に関する法律（以下、感染症法）の19条1項には、「都道府県知事は、1類感染症のまん延を防止するため必要があると認めるときは、当該感染症の患者に対し特定感染症指定医療機関若しくは第一種感染症指定医療機関に入院し、又はその保護者に対し当該患者を入院させるべきことを勧告することができる。ただし、緊急その他やむを得ない理由があるときは、特定感染症指定医療機関若しくは第一種感染症指定医療機関以外の病院若しくは診療所であって当該都道府県知事が適当と認めるものに入院し、又は当該患者を入院させるべきことを勧告することができる」と示されています。要するに入院をお勧めする条文ですね。しかし、19条3項には「都道府県知事は、第1項の規定による勧告を受けた者が当該勧告に従わないときは、当該勧告に係る患者を特定感染症指定医療機関又は第一種感染症指定医療機関（中略）に入院させることができる」とも書かれているのです。つまり「お勧めに従わなければ、入院させることもできる」ということになります。お勧めのようでいて、実は命令に近いものですね。

1類感染症とは、危険性が極めて高い感染症を指し、エボラ出血熱、クリミア・コンゴ出血熱、痘そう、南米出血熱、マールブルグ病、ラッサ熱およびペストの7疾病が指定されています。患者を診断した医師は直ちに届け出ることが義務づけられるとともに、患者（無症状病原体保有者含む）の入院や就業制限など強い措置を行うことが可能となります。感染症の分類には、1類から5類までの感染症、新型インフルエンザ等感染症、指定感染症、新感染症などがありますが、感染力と罹患した場合の症状の重さ（重篤性）などに基づいて、危険性の程度を総合的な観点から分類しているのが1類から3類の感染症です（表6－1）。なお、3類感染症よりも2類感染症、2類感染症よりも1類感染症のほうが危険性が高くなります。

なお、新型コロナウイルス感染症（COVID－19）は、国内に入ってきた段階では、その特性を十分に把握できていなかったこともあり、まずは政令で2類扱いとされました。その後、新型インフルエンザ等感染症に指定され、令和5（2023）年5月8日からは5類感染症になりました。

このように、危険性が極めて高い感染症については、まん延防止という観点からも強制的な入院もやむをえないとする考えとなるようです。しかし、感染症法2条には「感染症の発生の予防及びそのまん延の防止を目的として国及び地方公共団体が講ずる施策は、これらを

表6-1　1類感染症、2類感染症、3類感染症

1類感染症	2類感染症	3類感染症
・エボラ出血熱 ・クリミア・コンゴ出血熱 ・痘そう ・南米出血熱 ・マールブルグ病 ・ラッサ熱 ・ペスト	・急性灰白髄炎 ・結核 ・ジフテリア ・重症急性呼吸器症候群（病原体がコロナウイルス属SARSコロナウイルスであるものに限る） ・鳥インフルエンザ（H5N1） ・中東呼吸器症候群（MERS） ・鳥インフルエンザ（H7N9）	・コレラ ・細菌性赤痢 ・腸管出血性大腸菌感染症 ・腸チフス ・パラチフス

目的とする施策に関する国際的動向を踏まえつつ、保健医療を取り巻く環境の変化、国際交流の進展等に即応し、新感染症その他の感染症に迅速かつ適確に対応することができるよう、感染症の患者等が置かれている状況を深く認識し、これらの者の人権を尊重しつつ、総合的かつ計画的に推進されることを基本理念とする」と記されています。注目すべきは「人権を尊重しつつ」という記載です。実は、この記載は平成18（2006）年の感染症法改正の際に取り入れられたものです。それまでは「人権に配慮しつつ」という表現でした。「配慮」が「尊重」と変化した背景としては、強制力を伴う法的な措置には人権を侵害する恐れがあるという認識が広まったことがあるのではないでしょうか。

◆精神科における入院

同じく強制力を伴う入院に、精神科における措置入院（または緊急措置入院）があります。措置入院とは、精神疾患によって自分や他人を傷つける恐れがある場合に、精神保健及び精神障害者福祉に関する法律（以下、精神保健福祉法）29条（緊急措置入院については29条の2）に基づき、行政の権限で強制的に精神科に入院させる制度です。警察官や検察官、保護観察所長らの通報を受けた保健所が調査し、二人以上の精神保健指定医（緊急措置入院に関しては一人）から「入院が必要」との診断が出た場合、本人や家族の意思とは関係なく、都道府県知事が入院を命じることができるのです。この場合は精神保健指定医が入院の要否を判断しますが、社会的な影響を軽減するための入院という側面は否定できません。

また、精神科では精神保健福祉法33条に基づく医療保護入院という入院もあります。33条に「精神科病院の管理者は、次に掲げる者について、その家族等のうちいずれかの者の同意があるときは、本人の同意がなくても（中略）その者を入院させることができる」とあるように、本人の意思と関係なく入院が決定される可能性があります。33条1項に「医療及び保護のため入院の必要」とあることから、措置入院のような社会的な側面を考慮しての入院ではなさそうにも思えます。しかし、精神症状が本人の家族や近隣住民に及ぼす影響なども考慮されるため、やはり本人の意思によらない入院は、少なからず社会的な影響を考慮するからこそ強制力を発揮するのではないでしょうか。とはいえ、医療保護入院について社会的な側面を考慮することが本当に必要なのかどうかは、今後も議論が続く問題なのではと思います。

◆何が入院を強化するのか?

以上のような場合を除けば、医師が診療上の必要性を認識することで入院が決定されます。では、入院が必要と判断されるのは、どのような場合なのでしょうか? 当然ですが、外来では対応できないと判断したときです。外来での治療が功を奏さない場合、手術など外来では実施できない治療を選択する場合、血管造影など検査とその後のフォローにかかわって一定期間は医療の管理下に置かなければならない場合、自宅などでは十分に療養できない場合など、いろいろな状況が考えられます。

たとえば、症状の改善がみられなければ医師は薬を増やすことを考えるかもしれません。しかし、薬を増やせば、副作用の発現する可能性も高くなります(図6-1)。たしかに症状の改善は必要でしょうが、深刻な問題を生じるような副作用の発現は避けたいものです。外来では、次回の受診までは薬を処方した患者がどのような状態になるのかを観察できませ

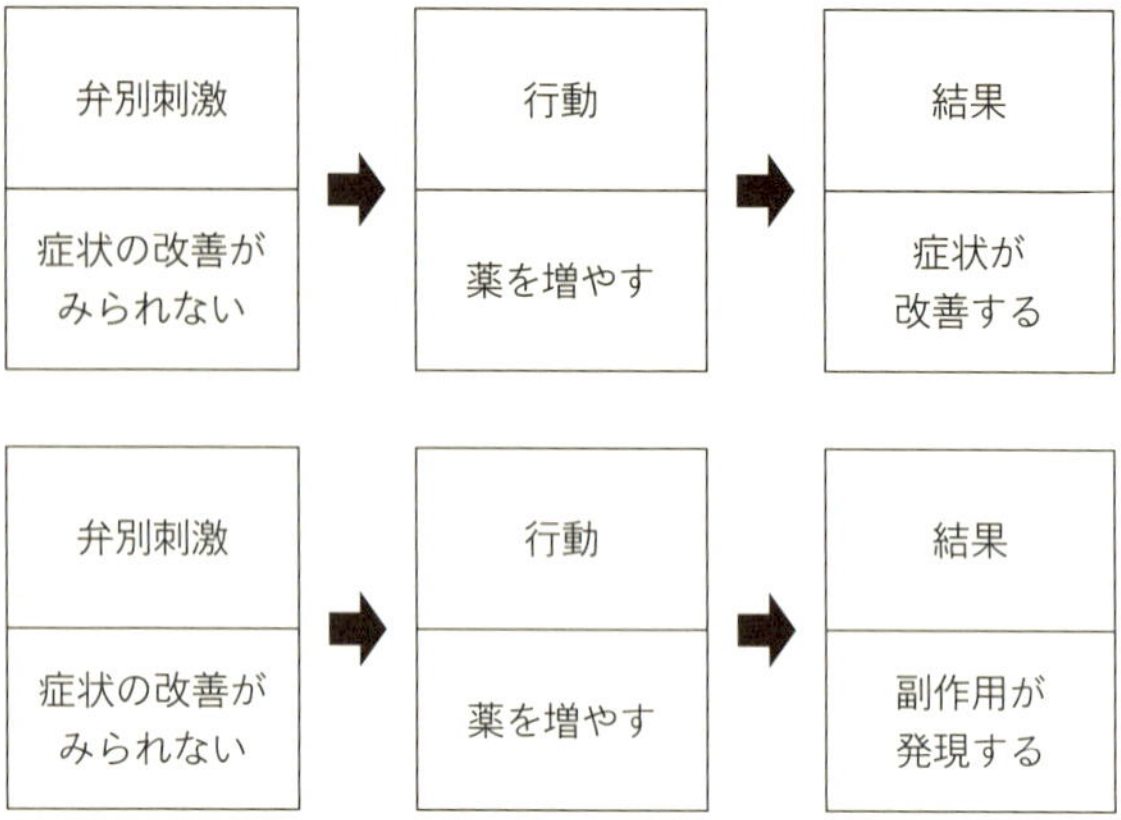

図6-1　薬を増量するという行動の随伴性

ん。したがって、症状が改善することよりも副作用の危険性を重視し、外来では思い切って薬を増量することが難しくなることもあります。これが、入院している状態であれば、副作用が出現してもすぐに対応することが可能となります。あるいは、薬を減量ないし中止したい場合、そのことにより症状が増悪する危険性もあります。そのため、外来ではなかなか減量や中止に踏み切れないことがありますが、入院であれば、症状が増悪した場合にすぐ対応することができます。

　このように、医療を提供する側からすると、入院させることで「診療の選択肢が増える」という強化子によって強化され、医療を提供される側からすれば、「入院することで現在の症状が改善する」という弱化子の減少によって強化されることになります。症状の改善とは「苦痛」という弱化子の減少、または消失と同義と考えてもよいと思

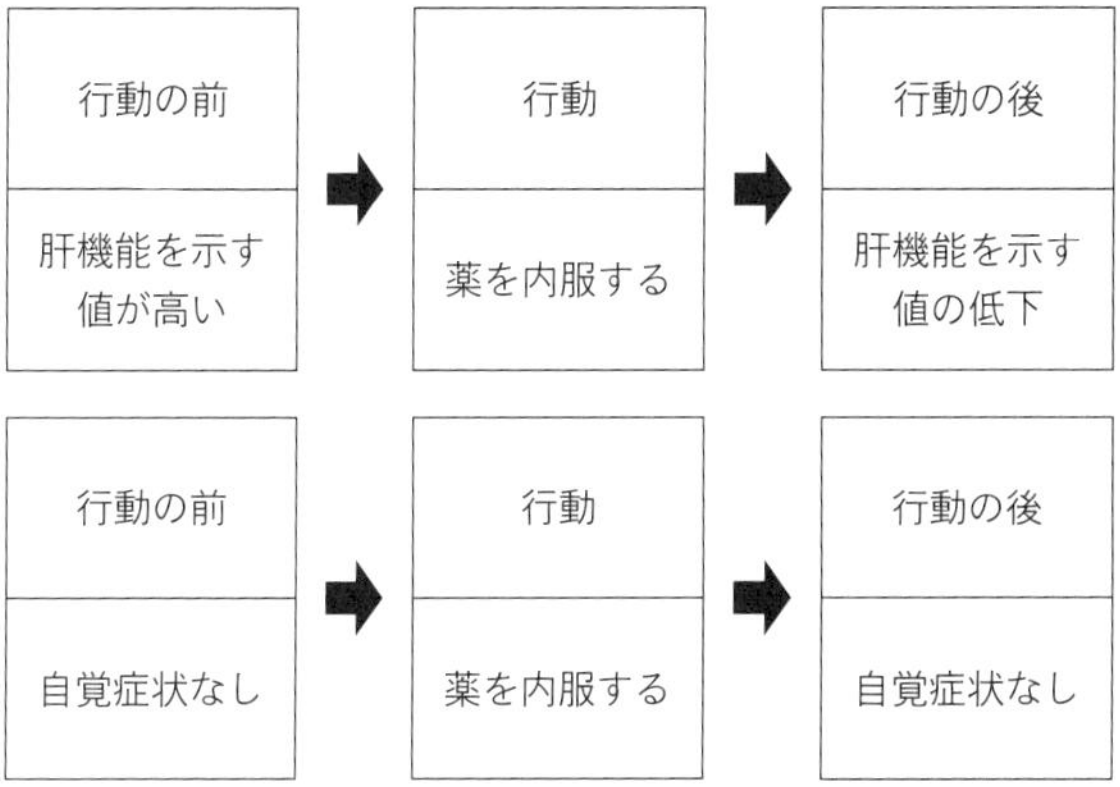

薬を内服することで肝機能を示す値は改善するが、自覚症状はもともとないため、行動に対して影響を与えることはない。

図6-2　薬を内服するという行動の前後の変化

われますが、必ずしも症状が苦痛とは限りません（たとえば、肝機能障害で肝機能を示す値が異常に高いにもかかわらず、本人が症状を自覚していない場合などが考えられます）。したがって、「症状の改善」という弱化子の減少と「苦痛の軽減」という弱化子の減少は、実は別のものであると考えたほうがいいでしょう（図6－2）。

◆入院して何をするのか？

さて、入院とは診療の選択肢を増やすことだと述べました。選択肢が増えるということは、当然、入院における診療は複雑なものとなります。外来であれば、患者とかかわる医療スタッフはそれほど多くないでしょうが、入院することで、より多くの職種がかかわることになり、その人数も増えます。そのため、担当する医師に求められるマネジメント能力も、外来に比べて高くなります。前章で、医学部の教育では外来のやり方を体系的に教えられることはないと記しましたが、それは「入院診療をしっかりできれば、外来診療をするだけの能力は身についているだろう」という前提によると思われます（その前提が正しいかは別としてですが……）。

また、同じ入院でも、外来に定期的に通院をしたうえでの入院と、何かしらのアクシデントによる急な入院とでは、行うことはずいぶんと異なるはずです。定期的に通院をしていれば、医療を提供する側はある程度の情報を把握しているので、病名を含め、情報収集の作業は少なくて済みます。しかし突然に入院してくるような場合、とくに急を要する症状の場合は、治療と並行して、さまざまな情報収集を行う必要も出てくるのです。

たとえば、道端で男性が倒れていて、救急搬送されたとしましょう。意識がなく、身元を確認するものもありません。このような場合、意識障害の原因を探り、全身状態のチェックを行い、悪い部分は手当をします。そして、同時に、本人の名前、住所、家族の有無の確認なども行うことになります。他にも、アレルギーのチェック、服薬の有無の確認など、すべきことは山ほどあります。当然ですが、このような作業は1回の外来では無理があるでしょう。

また、入院するということは本来、「退院する」ことが前提となります。つまり、退院に向けての作業も入院中には必要になってくるのです。入院とは、症状の改善だけを目指せばよいわけではなく、適切な形で退院させることも大切です。突き詰めると、入院させるということは、適切に退院させることが目的になるわけです。

◆いかに早く退院させるか

多くの病院は入院による収益で運営を行うことになります。そうなると、入院を長引かせて、なるべく空きベッドを作らないことで収益を上げようと思うのが人情というものです。また、入院中、できるだけ多くの検査をして、なるべく多くの薬を使用したほうが、当然、収益は上がります。これは診療行為の一つひとつに対して診療報酬が定められているからです。このように、診療行為を積み上げて計算する制度を「出来高方式」といいます。

この方式では、ときには、必要のない検査や投薬までなされる可能性もあり、患者にとっても国の医療費にとっても負担が大きくなる恐れがあります。ご承知のように、日本では国民皆保険という制度を採用し、すべての国民が保険を利用して医療を受ける仕組みにしています。そのため、医療費の支払いは全額ではなく、1割から3割程度の負担で済むようになっています。その残りの額の一部に公費が使われるのです。

そのため、国にとって、患者の負担を減らすだけでなく、財政上の負担を減らすために出来高方式以外のシステムが必要となってきました。そこで採用されたのが「**ＤＰＣ制度**」です。

ＤＰＣとはDiagnosis Procedure Combinationのことで、日本語では「診断群分類」と訳されています。診断群分類とは、診断とその診断に対応した検査や手術などの治療を組み合わせたものです。ＤＰＣ制度は診断群分類に基づいて、在院日数に応じた一日当たりの定額医療費を算定する制度です。診断によって検査や治療が定められているため、余計な検査や投薬などをすると、むしろ病院の負担になってしまうわけです。そのため、適正な検査や治療が行われるというメリットがあります。しかし、これでは医療を提供する病院側が「利益が損なわれる」などと反対しそうですよね。

でも実際にはそのようなことはなかったのです。実は、大学病院をはじめとする診療密度の高い急性期入院医療を担う医療機関にとって、出来高方式の環境下で、保険請求における高額な医薬品の使用や頻回の検査を行うことは、診療報酬明細書（レセプト）審査において大きな査定要因であり、経営上のリスクでもあったのです。また、医薬品や医療機器の適応症について薬事法上の承認要件が厳格に適用されることは、先進的な取り組みや、他の医療機関ではうまく診療できなかった病気の治療を担当する大学病院においては適切でないとの主張も根強くありました。(2) そのため、ＤＰＣ制度は思ったよりも反発が少なく導入されることになったのです。

ＤＰＣ制度のもう一つの特徴としては、入院期間も診断群分類ごとに決められていて、その日数を超えると入院費はどんどん下がるという仕組みがあります。したがって、ＤＰＣ制度を導入している病院では、在院日数が長くなると病院の報酬が少なくなるため、無駄な検査や投薬を避けるだけでなく、入院期間も短くするようにしているのです。

これは、患者にとって大きなメリットです。ＤＰＣ制度によって支払うべき医療費が安くなります。ＤＰＣ制度は一日当たりの医療費が定額制ですから、たとえ治療過程で薬が多くなったとしても、患者が支払う医療費は変わらないのです。また、入院期間が短くなることで、早く家に帰って社会復帰ができるなどの治療後のメリットも得られることになります。

とはいえ、ＤＰＣ制度は急性期の入院医療が対象となっています。また、ＤＰＣ対象病院になるには多くの基準を満たす必要があるので、まだまだその数は限られているのです。実際に長期入院となっているような慢性期疾患はＤＰＣ制度の対象とはならないため、今後は慢性期疾患の長期入院を減らすための制度設計も必要となるでしょう。なお、レセプト審査については「行動⑧　診察料」も参照してください。

◆医療というシステム

この章では「入院する」という行動、「入院させる」という行動を通じて、日本の医療制度にも言及してみました。医療の進歩というと、治療法や検査法に焦点が当てられがちですが、実は医療というシステムも日々進化していることをご理解いただければ幸いです。「入院する」「入院させる」ということは、患者や医療を提供する側だけの問題ではなく、実は国にとっても重要な「行動」といえるのです。

行動⑦　処　方

――なぜ増えるの？　なぜ間違うの？

◆お医者さまでも草津の湯でも惚れた病は治りゃせぬ

恋の病ってぇものは、医者にかかっても、万病に効くといわれている草津温泉の湯につかろうとも治りはしないものでございます。でも、もし、恋の病にかかった患者が来院したら、医者だったらいったいどのような治療をするのでしょうね？　今なら、心理療法でもするのでしょうか？　そもそも恋の病なんて保険の適用になるのでしょうかね？

とはいうものの、恋の病に効く薬なんてものがあったら、多くの人が救われたことでしょうし、世界の歴史も変わっていたかもしれません。もちろん、大学受験の真っ只中に恋の病にかかっちまって、キュンとしちまった私の人生も変わっていましたよ。

というわけで、本章では治療の中心となることが多いであろう薬の処方について考えてみようと思います。

◆日本における薬の処方

日本の医療システムは高度に発達しており、二〇〇〇年にはＷＨＯが日本を「総合的な健康達成度」で世界一九一ヵ国のトップと評価するなど、日本における国民への医療サービスの提供は、世界的にも高く評価されているようです。このシステムの中核を成すのが薬の処方です。

日本では、薬の処方は、疾患の診断後、医師によって行われます。医師は患者の症状や既往歴、アレルギー歴などを考慮して、最適な薬剤を選択します。その後、薬剤師が薬の調剤および患者への説明を行い、使用方法や注意点を伝えることで、薬の安全な使用をサポートしています。調剤とは、処方箋に基づいて医薬品を揃え、患者に交付する業務のことで、これは薬剤師法一九条に定められているように、基本的に薬剤師にしかできない業務です（ただし、医師あるいは歯科医師は、自己の処方箋であれば、ある条件の下で例外的にみずから調剤することが認められています）。

薬は、多くの疾患の治療に不可欠であり、生活の質（ＱＯＬ）の向上、病気の進行の抑制、さらには命を救うことにもつながります。たとえば、高血圧や糖尿病などの慢性疾患においては、日常的に服用する薬が症状の管理を可能にし、合併症のリスクを低減します。また、抗生物質のような薬剤は、感染症の治療に欠かせない役割を果たしており、適切な使用が公衆衛生の向上に直結しています。

しかしながら、薬の誤処方や不適切な使用が健康被害をもたらすこともあります。これは医師や薬剤師の情報共有の不足、患者の理解不足などが原因と考えられます。そのため、正確な情報の提供と教育の強化が求められています。

薬の処方は日本の医療システムのなかで非常に重要な役割を担っていますが、その効果的かつ安全な使用は多くの課題に直面しているのです。適切な薬の使用は患者の健康を守るうえで基本となり、その管理と監督は医師と薬剤師の間で密に行われる必要があります。だからこそ医師が処方し、薬剤師が調剤するという、互いに独立した業務を行うことが大切になってくるのです。また、患者自身も自分の健康に責任をもち、処方された薬について正しく理解し、適切に管理することが重要です。

これらの問題に対処するために、電子カルテの普及による情報の一元管理や、医師と薬剤師の連携強化、患者教育の充実など、多角的なアプローチが試みられています。

薬の処方とその管理は患者の生活の質を直接的に左右するため、こうした取り組みは日本の医療システム全体の質と効率性を高めるために不可欠です。今後も、技術の進展とともに、より精密でパーソナライズされた医療へと進化することで、薬の処方に関連する問題をさらに減少させることができるでしょう。このような努力は、国民一人ひとりの健康を守り、よりよい医療アクセスを提供するために重要な役割を果たします。

◆過剰処方の問題

日本の医療システムは、その高いアクセシビリティと包括的な保険制度で知られていますが、同時に、過剰処方という大きな問題を抱えています。過剰処方は、必要以上に多くの薬が処方されることを指し、これが患者の健康と国の医療経済に多大な影響を及ぼしているとされています。この問題には多くの原因があり、対策も多岐にわたるため、その全貌を把握することが解決への第一歩となるでしょう。

日本では、患者一人当たりの処方薬の量が世界的に見ても多いことが指摘されています。たとえば、風邪や軽度の感染症に対しても、複数の抗生剤や鎮痛剤が処方されるケースが少なくありません。

過剰処方は、患者に対し、直接的にも間接的にも健康リスクをもたらします。不必要な薬剤の使用は、副作用のリスクを高めるだけでなく、薬剤耐性を悪化させることもあります。また、複数の薬剤を同時に使用することによる薬物相互作用は、とくに高齢者において重篤な健康問題を引き起こす原因となっています。

過剰処方の背後には、文化的、経済的、制度的な要因が複雑に絡み合っています。一つには、患者が医師の診察に対して「何か薬をもらう」という具体的な結果を期待しており、医師もそれに応じて薬を処方するという根強い文化があります。また、医療機関の得る診療報酬が少なからず処方に依存しているため、経済的な動機が過剰処方を助長しているとも指摘されています。

さらに、医師が時間的なプレッシャーの下で多数の患者を診なければならないため、十分な診察時間を確保できず、薬の処方が一般的な対応となってしまうこともあります。これにより、根本的な病因の診断と治療よりも、症状の抑制が優先される傾向になるのではと考えます。

とはいえ、本来、症状を改善するために薬を処方するはずです。なので、効果がなければ、処方するという行動は消去するはずです（図7－1）。でも、いつの間にやら処方がどんどん増え、気がつけば過剰処方となるのはどうしてでしょう？

これは消去に伴って出現するバーストなのではないかと考えられます。バーストとは「行動⑤　外来診療」で、お菓子を買ってもらえない子どもが床の上に転がって手足をバタバタさせるという場面をお示しした現象です。薬の効果がないためにバーストが起こり、処方という行動の頻度が増えてしまうのです。

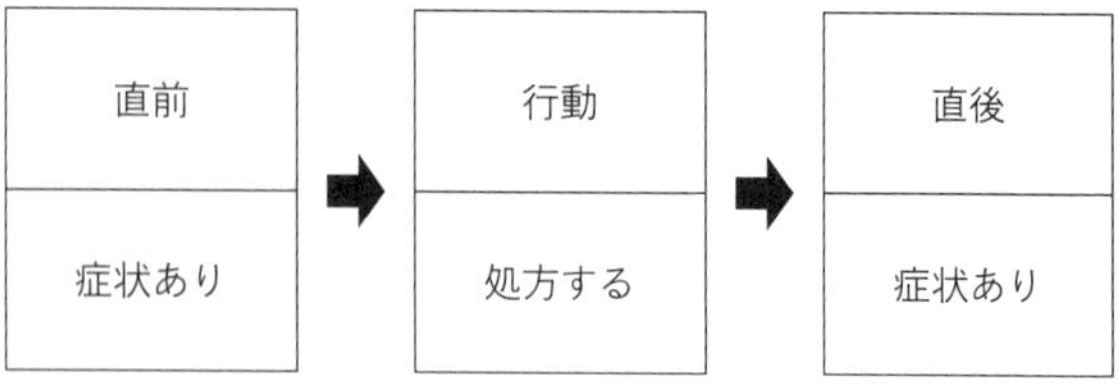

図7-1　処方という行動に効果がみられない場合の随伴性ダイアグラム

過剰処方の問題に対処するためには、複数のアプローチが必要です。まず、医師や薬剤師の間での情報共有を強化し、患者の全体的な治療計画において一貫性を保つことで、バーストを防ぐことが重要です。つまり処方の方針についてルールを作ることです。これには今後、電子カルテシステムのさらなる利用拡大が寄与するでしょう。また、患者とのコミュニケーションを深め、生活習慣の改善など薬物療法以外の治療も積極的に検討することが望まれます。

次に、医師の診療行為に対する評価基準を見直し、量より質を重視する方向へとシフトすることが有効だと考えられます。これにより、診療報酬の構造が変化し、薬剤への依存度を減らせる可能性があります。また、患者教育の強化も不可欠で、自己判断での薬の乱用を防ぎ、薬の正しい知識をもてるようにすることが大切です。

さらに、政府や医療関連団体による指導と監督を強化することで、医療提供者に適切な指導が行われ、過剰処方を抑制することが期待できます。定期的な監査やフィードバックを通じて、医療機関の処方慣行を見直し、改善を促すことが有効です。

多剤服用の監視システムを設け、とくに高齢者や慢性疾患患者に対する処方薬の管理を徹底することも求められます。これにより、不必要な薬剤の削減と薬物相互作用のリスク軽減が図れるでしょう。

過剰処方は、日本の医療システムにおける深刻な問題の一つですが、この問題に取り組むことは、患者の健康を守ると同時に医療費の削減にも寄与します。医師、薬剤師、患者、そして政府が協力して対策を進めることが、持続可能な医療システムへの道を拓く鍵となるでしょう。過剰処方の問題に真摯に向き合い、それぞれが責任をもって行動することが、よりよい医療環境を創造するために不可欠です。

◆誤処方とそのリスク

誤処方は、患者に対して適切でない薬が処方される事態を指し、重大な健康被害を引き起こすことがあります。医療の現場における誤処方は、国内外を問わず深刻な問題です。

誤処方が発生する原因は多岐にわたり、その影響も患者の健康を著しく損なうものから、死亡に至る重大な事態にまで及びます。誤処方を防ぐためには、その原因を理解し、システムやプロセスを改善することが必要です。そのためには、診療における時間的なプレッシャーの軽減などが必要かもしれません。医療現場で医師が直面する時間的制約は誤処方の一因であり、とくに多忙な環境では患者評価を行う十分な時間が確保できず、早急な判断が誤処方を招くことがあるからです。

誤処方の原因として、医師が診断を誤ることや、薬物の知識が不十分であることも挙げられます。とくに新薬や使用頻度の低い薬に対する知識が不足していると、副作用のリスクを見落とすことがあります。とはいうものの、そもそも、自分が使う薬の添付文書をしっかり読んでいる医師がどれほどいるのか……。

次に、コミュニケーションの不足も考えられます。医師、薬剤師、患者間のコミュニケーション不足が誤処方の一因となるのです。医師が患者のアレルギー歴や現在使用中の薬、健康状態を正確に把握していない場合、不適切な薬を処方するリスクが高まります。

また新たな問題として、電子処方システムの問題も考えられそうです。電子処方システムの入力ミスやシステムの不具合が誤処方を引き起こすことがあるのです。技術的な問題やシステムの設計上の欠陥が原因で、誤った薬や用量が処方されることもあります。

誤処方によって、患者は重篤な副作用やアレルギー反応を起こすおそれがあります。とくに、重要な症状を抑えるはずの薬が誤っていると、患者の基本的な健康状態が悪化することもあります。また、正しい薬が処方されないことにより、本来可能であった症状の改善や病状の回復が遅れることもあるでしょう。これはとくに、急性の病状や重症の患者にとって深刻な問題です。

誤処方による健康被害は、追加的な治療が必要となるため、医療費の増大を招きます。これには、診断の見直し、新たな治療計画の立案、さらには入院が必要になる場合も含まれます。長期にわたる医療の提供が必要となることもあり、経済的負担は患者だけでなく、医療システム全体にも影響します。これは医療というものへの信頼性の低下を招きかねません。医療提供者に対する信頼が損なわれることも、誤処方の重大な問題の一つです。患者が受けた誤処方による悪影響は、その医療機関や治療にかかわった専門家への信頼を失墜させるおそれがあるのです。

誤処方のリスクを減少させるためには、薬物に関する最新の知識をもち、診断技術を向上させることが大切です。したがって、医師や薬剤師を含む医療従事者の継続的な教育、とくに新しい治療法や薬剤に関する知識の更新が不可欠といえます。

また、医師、薬剤師、患者間の明確なコミュニケーションを促進し、協働を強化することは、誤処方のリスクを低減します。患者の医療履歴の共有や、薬剤師による処方確認などは有効であり、薬剤師は積極的に疑義照会をすべきだと思います。

さらに、電子カルテを薬局でも参照できるようになれば、患者の情報を一元管理し、誤処方のリスクを減少させることにつながるでしょう。過去の薬剤アレルギーや、過去に処方された薬に関する問題などの情報にリアルタイムでアクセスすることができれば、誤処方はだいぶ減らせるのではないでしょうか。院内で処方が行われる場合には、薬剤部から患者情報にアクセス可能なのですが、院外薬局からもアクセスできる仕組みがあれば、外来での誤処方もある程度防げるかもしれません。

疾患や処方薬に対する患者自身の理解を深めることも重要です。患者が自己の健康管理に積極的に関与することは、誤処方の早期発見や予防につながります。それだけでなく、治療意欲の向上にもつながるかもしれません。

このように、誤処方は、個々の患者にとって直接的な健康リスクをもたらすだけでなく、医療システム全体にも多大な負担を課す問題です。誤処方の防止は、医療の質を保つうえでも重要であり、患者の安全を確保するための基本となるべきです。誤処方を根本から減少させるためには、医療システムのさまざまな側面に対する持続的な評価と改善が不可欠です。これにより、医療ミスを未然に防ぎ、患者の健康と安全を守るための環境が整います。誤処方の問題に対する積極的な取り組みは、より高品質で安全な医療サービスの提供を保証し、すべての患者にとってよりよい健康成果をもたらすことにつながるのです。

◆情報共有という課題

情報共有の不足は、医療ミスのリスクを高める要因として認識されています。医療において患者情報は、適切な診断と治療の基盤となります。とくに薬の処方に関しては、患者の全医療履歴を把握することが非常に重要です。患者情報が不足している場合、以下のような問題が発生するリスクが高まります。

・使用してはならない薬を処方するリスク：患者の既往症やアレルギー情報が不完全な場合、医師は使用してはならない薬を処方するおそれがあります。これは患者にとって重大な副作用を引き起こす可能性があるため、非常に危険です。

・治療効果の低下：患者の既存の治療や服用中の薬に関する情報が欠けている場合、処方される薬剤が他の薬剤と相互作用を起こす可能性があります。これにより、治療効果が低下することがあります。

・医療費の増大：不適切な薬の処方は、かえって治療を妨げることになり、結果として患者の病状を悪化させることがあります。これにより追加的な医療介入が必要になり、医療費の増大につながります。

現代の医療環境において、情報共有は非常に大切なことなのですが、多くの医療機関では異なる電子カルテが使用されており、これが情報の一元化を妨げる大きな障壁となっています。異なるシステム間での情報交換が困難であるため、患者の全医療情報を一覧できない場合があるのです。

とはいうものの、患者情報の共有は、プライバシー保護の観点からも慎重に行われる必要があります。適切なセキュリティ対策が行われていない場合、患者情報の漏洩リスクが発生します。情報を適切に共有するための追加的な手続きや文書化は、医療従事者にとっての時間的、精神的負担を増加させますので、このような負担を軽減するシステムや、負担に対する報酬なども今後は議論されるべきかもしれません。

このように、効率的な情報共有は、重複する医療行為の削減や不必要な検査の回避に寄与します。これにより、全体的な医療費用の削減が期待できますので、うまく活用できれば、上記の問題にも対応できそうです。

◆自己判断による不適切な使用

処方薬の不適切な使用には、医師の指示に従わず自己判断で用量を増減する行為や、他人に処方された薬を使用することが含まれます。これらの行為は、治療効果の不足や予期しない副作用、重篤な健康問題を引き起こすおそれがあります。

一方で、市販薬についても問題は存在します。市販薬は容易に入手可能であるため、消費者が症状を正しく評価せず、必要以上に長期間使用することがあります。とくに、鎮痛剤や風邪薬などの過剰使用は、腎臓や肝臓への負担を増大させることが知られていますし、依存の問題も引き起こします。また、市販薬と処方薬の併用による相互作用のリスクも考慮する必要があります。

患者が自己判断で処方薬の服用を中断することは、多くの場合において治療の成果を損なう原因となります。とくに抗生物質では、投与期間を完全に終えないことが抗菌薬耐性の問題を悪化させる一因となっています。また、抗うつ薬や抗精神病薬など、突然の服用中断が危険な副作用を引き起こすおそれのある薬もあります。

近年では、インターネットの普及により、医薬品に関する情報が手軽に入手可能になりましたが、その情報の正確性や信頼性には疑問が残ります。非専門家による不完全または誤解を招く情報が広まることで、患者が誤った判断を下すことがあります。たとえば、特定の健康問題に対して「万能薬」として推奨される商品が、実際には科学的な裏づけがない場合がありえます。また、副作用のリスクを過小評価したり、逆に過剰に評価している場合もあります。薬の効果を誇大に表示する情報も問題です。

患者自身が正しい知識をもつこと、医療従事者との適切なコミュニケーション、信頼できるソースからの情報の取得が、この問題を解決する鍵です。医療従事者、行政、医療情報の提供者が協力して、患者が安全で効果的な薬の使用を実現できるよう支援する仕組みが求められます。

ただ、自己判断による医薬品の不適切な使用といっても、患者自身はそれが適切なのか不適切なのかはわからない場合も多いと思います。実際に薬の効果が感じられない場合に内服を中断するのは、ある意味当然のことでしょう。つまり、服薬という行動の消去です。逆に、効果を感じれば、自分で選んだ薬を内服するという行動は強化されます。医療機関で長い待ち時間を経て処方箋をもらうよりも、薬局で簡単に薬を入手できるほうが行動コストもかかりません。

自己判断による医薬品の不適切な使用というと、何だか患者側だけに責任があるようなニュアンスになってしまいますが、実際は医療を提供する側、医療の仕組みを考える側にも責任があるような気もします。

こういう複雑な問題を瞬時に解決してくれる薬があれば便利なのですが、そんな薬を熱望するよりも、むしろ関係者みんなで、草津の温泉にでもつかりながらミーティングをしたほうが、よいアイデアが浮かぶかもしれませんね。

行動⑧　診察料

——保険という助け合い

童「くださいな」

駄菓子屋の翁「何が欲しいのかな？」

童「あんこ玉がいいなぁ」

駄菓子屋の翁「1個30円だよ」

童「えっ！　昔は10円だったのに……。だったら、いらないや」

駄菓子屋の翁「近頃は物価が上昇していてね。昔の値段ではやってけないんだ」

◆買い物の強化随伴性

冒頭のやりとりのように、ものを買う、あるいは、サービスを受ける際には、通常は価格

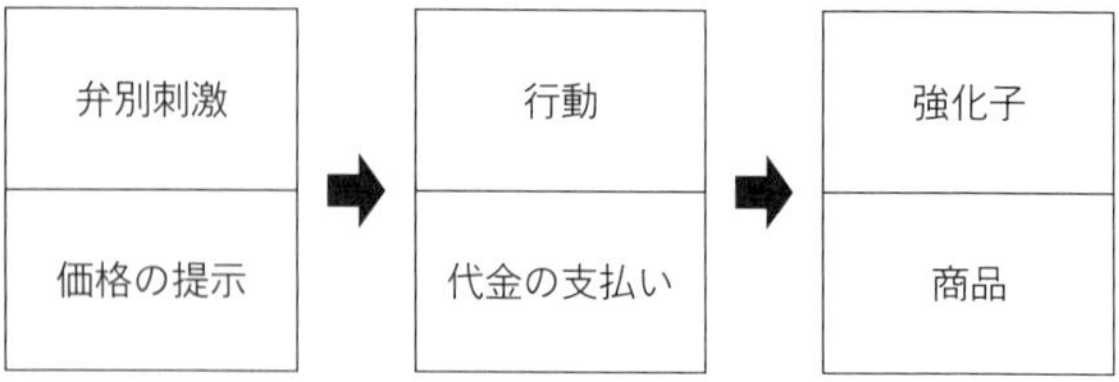

図8-1　買い物における三項随伴性

が提示され、その価格でもよいという判断の下に、商品やサービスが購入されます（図8－1）。

ここで注意が必要なのは、先払いの場合は図8－1のように説明できますが、後払いの場合は説明できないということです。商品の受け取りやサービス提供の後に代金を支払う場合、当然ですが、代金を支払った後に受け取るレシートや領収書は強化子ではありません。つまり、後払いにおける代金の支払いには強化子は存在しないのです。商品に注目すると、図8－2のような行動ダイアグラムとなります。

本来であれば、行動の後に環境の変化が起きなければ、その行動は消去します。しかし、代金の支払いは（通常は）消去せずにしっかり行われるはずです。これは、後払いにおいては代金の支払いが「商品を受け取ったら、料金を支払わなければならない」というルール支配行動になっているからと考えられます。もちろん、先払いであっても「買い物をしたら代金を支払わなければならない」というルールが採用されるのですが、代金を支払わなければ商品を手にできませんので、随伴性によって維持されている行動といえます。

「この金額なら払いますよ」という納得の下で代金が支払われるこ

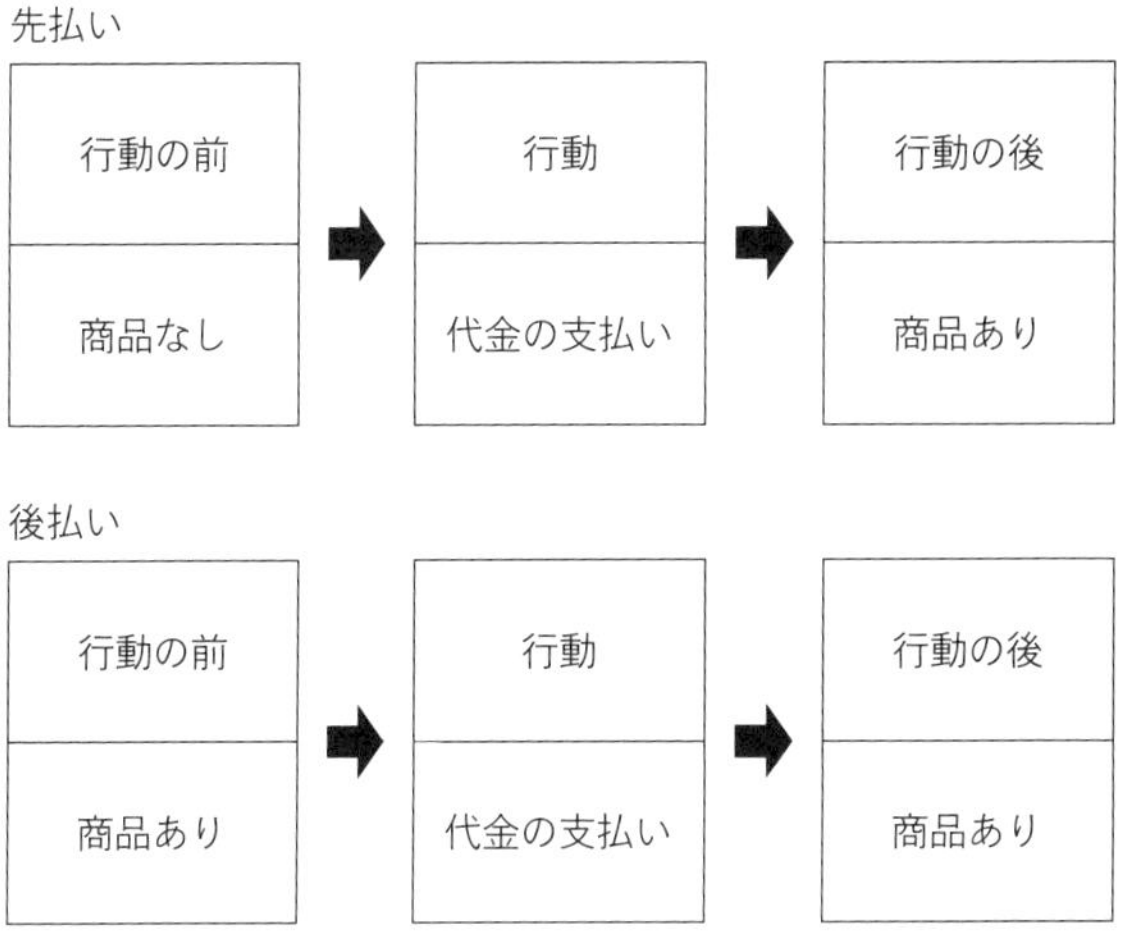

図8-2　商品に注目した、先払いと後払いの買い手における行動ダイアグラム

とは、先払いも後払いも同じです。また、売り手からすれば、商品を売るという行動により代金を得るという点では、先払いも後払いも同じ行動ダイアグラムで表すことができます（図8－3）。

◆診察料はいくら？

では、保険診療を行っている医療機関を受診した場合はどうでしょう？

受付で診察券を提示したときに、「本日の診察料は○○円になりますが、よろしいでしょうか？」などと言われることはありません。そのため、とくに初診時など、いくら払わなければならないかわからず、ビクビクしてしまいます。

診察をしている医師も、今日処方した薬

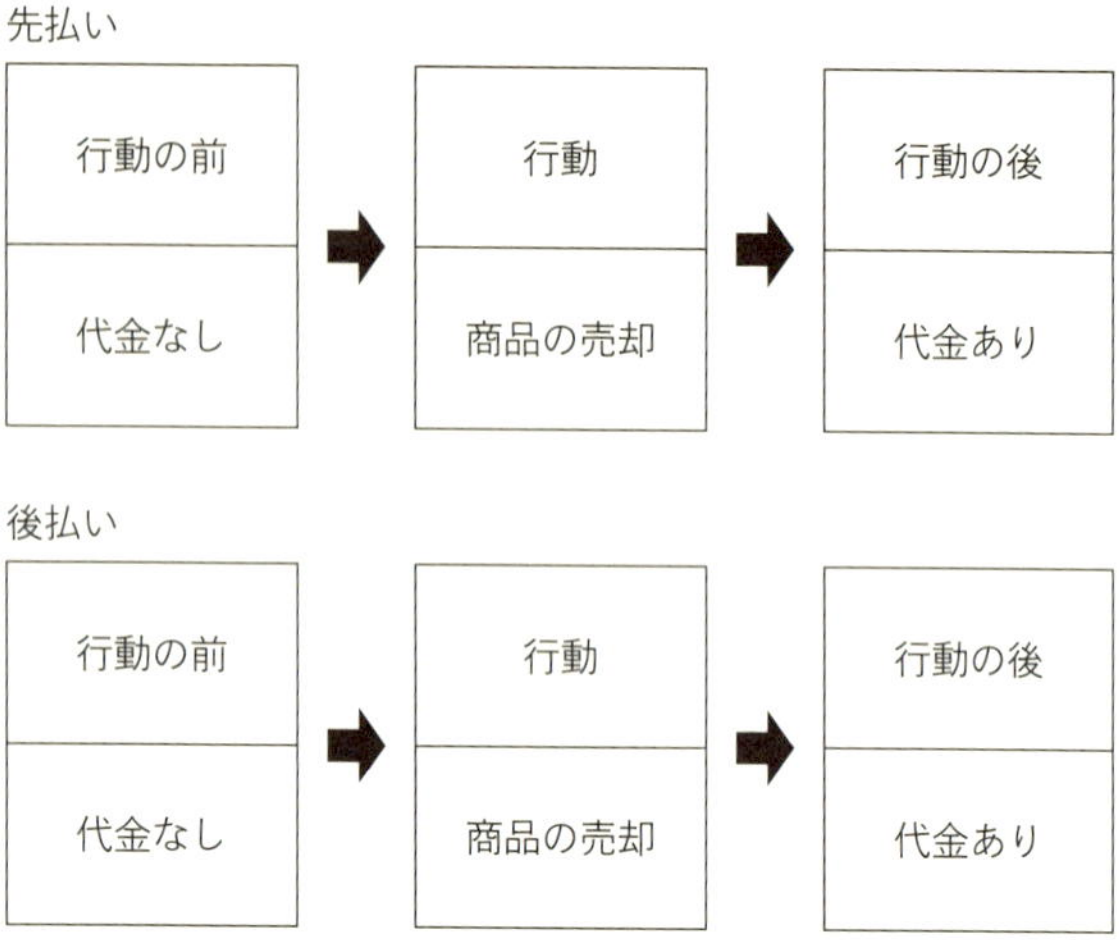

図8-3　代金に注目した、先払いと後払いの売り手における行動ダイアグラム

代がいくらになるか、診察料が総額でいくらになるかなどを正確に言えるかと問われたら、「申し訳ございませんが、わかりません」と素直に謝るしかありません。

なぜこのようなことになるかといえば、「**診療報酬**」というものがあるからです。診療報酬とは、医療機関に診療の対価として支払われる費用のことです。厚生労働大臣が定めた医療行為ごとに細かく点数がつけられており、同じ医療行為でも条件が変わると診療報酬の点数が変わることもあります。

医療行為に対する価格は「1点＝10円」として計算されます。診療においては、さまざまな医療行為の診療報酬の合計が、医療費として計算されることになります。このような方式を「出来高払い」といい、外来診療を中心にこの方式が取られています。

入院も以前は出来高払いだったのですが、現在では、「行動⑥　入院」でお話ししたように、入院についてはＤＰＣ（診断群分類）による包括医療費支払い制度を採用する医療機関が増えています。病気や症状、処置等の治療内容によって厚生労働省が診断群分類を定め、分類ごとに一日当たりの入院費が決められているのです。入院の際には、これをもとに医療費の計算が行われます。とはいえ、手術やリハビリ、あるいは各種指導などはこれまで通りの出来高払い方式で医療費が計算されるので、同じ疾患だからといって、すべての人の医療費が同じとは限りません。そのため、ＤＰＣであっても入院費の総額を事前に提示することはできないのです。また、ＤＰＣだからといって、これまでの出来高算定よりも医療費が安くなるわけでもありません。

さて、ここに、令和４（２０２２）年８月に私が某医療機関を受診したときの領収書があります。そこには外来診察料74点、心電図検査１３０点、処方箋料37点など多くの項目について診療報酬の点数が書かれており、それらの合計が１２４２点となっています。先ほど「1点＝10円」と述べました。そうすると、診察料が１２４２点ということは、１万２４２０円になるはずですね。しかし、実際に私が請求されて支払った金額は３７３０円です。つまり実際の医療費の３割です。これは、日本の「医療保険」という制度によって、支払う金額が減額されることによります。

◆医療保険の仕組み

日本の医療保険では、病気や怪我で医療が必要になった際には、被保険者（保険に加入する者）たちが出し合った保険料から医療費の一部が支払われることになっています。そのため、保険医療機関などに窓口で支払う自己負担額が、その診療に係る医療費の1～3割となります。

なぜ1～3割と幅があるのかというと、年齢や収入により、自己負担額が異なるように設定されているからです。医療費の自己負担額は、75歳以上の者は1割（現役並み所得者は3割、現役並み所得者以外の一定所得以上の者は2割）、70～74歳の者は2割（現役並み所得者は3割）、70歳未満の者は3割、6歳未満（義務教育就学前）の者は2割となっています。75歳以上の者は、後期高齢者医療制度の適用となります。医療機関を受診することが増え、医療費が高くなる一方で退職して所得が減る状況の下、高齢者医療を社会全体で支えるという視点に立ち、とくに75歳以上については現役世代からの支援金と公費で約九割を賄おうという制度です。また、子どもの医療費については、家計負担が重くならないように、全国すべての都道府県あるいは市区町村で独自に制度を設けて、自己負担分をさらに助成しています。

医療費から被保険者の自己負担分を除いた額（つまり、医療費の7～9割）は、後日、医療機関が保険者に請求することにより、保険者から保険医療機関等に支払われます。「保険者」という言葉は聞き慣れない方が多いかもしれませんね。健康保険の場合、保険料の納付を受け、保険給付などのいわゆる保険事業を行うものを保険者といいます。たとえば、私の保険証（正しくは、健康保険被保険者証）を見ると、保険者名は「東京都医業健康保険組合」と書かれています。

ここで、医療保険と健康保険の違いを確認したいと思います。医療保険とは病院などの医療機関で治療を行った際にかかる費用について、保険がその一部もしくは全部を支払うものです。一方、健康保険とは医療保険のなかでもとくに被雇用者保険のことを指しています。健康保険には、自営業者、年金生活者、非正規雇用労働者などが加入する市町村国民健康保険、中小企業の従業員などが加入する全国健康保険協会、大企業の従業員などが加入する健康保険組合、公務員などが加入する共済組合などがあります。被雇用者の家族は基本的には同じ保険に加入するので、日本国民すべてが健康保険に加入することになります。このように、国民の全員が健康保険に加入しなければならない仕組みを「**国民皆保険制度**」といいます。

保険医療機関は、健康保険に加入している本人（被保険者）の自己負担分を除いた残りの診療費を健康保険事業の運営主体（保険者）に請求するのですが、診察のたびに請求するわけではありません。その医療機関で一ヵ月分の診療行為をまとめた診療（薬局であれば調剤）

報酬明細書（レセプト）に基づいて請求するのです。

保険者は、医療費の支払いを行うにあたり、その医療機関で行われた診療行為が保険診療のルールと照らし合わせて適正かどうかを確認する必要があります。これを「審査」と呼びます。審査を経て、保険診療として認められた医療費が診療報酬として支払われることになります。したがって、私の医療費1万2420円から自己負担分の3730円を引いた8690円は、だいぶ遅くなってから医療機関に支払われます。ちなみに、審査の結果、私が受診した医療機関の医療行為が適正でないと判断された場合には医療費は支払われないのですが、だからといって、私の負担した3730円のうちの審査に引っかかった分が私に戻ってくるかは医療機関の対応次第です……。

さて、医療費の請求を各医療機関が保険者に個別に行うことは事務負担が大きくなります。また、請求を受ける保険者側も煩雑な事務処理により支払いが遅れることはできるだけ避けたいわけです。そのため、審査・支払業務を保険者が審査支払機関に委託することで、これらの問題を回避する仕組みになっています（図8－4）。つまり、医療機関は保険者に直接請求するのではなく、各都道府県にある審査支払機関に請求をするのです。そして、審査支払機関は保険者に代わって審査をし、保険医療機関への支払いも行うことで、円滑な医療費の支払いが確保されることとなります。

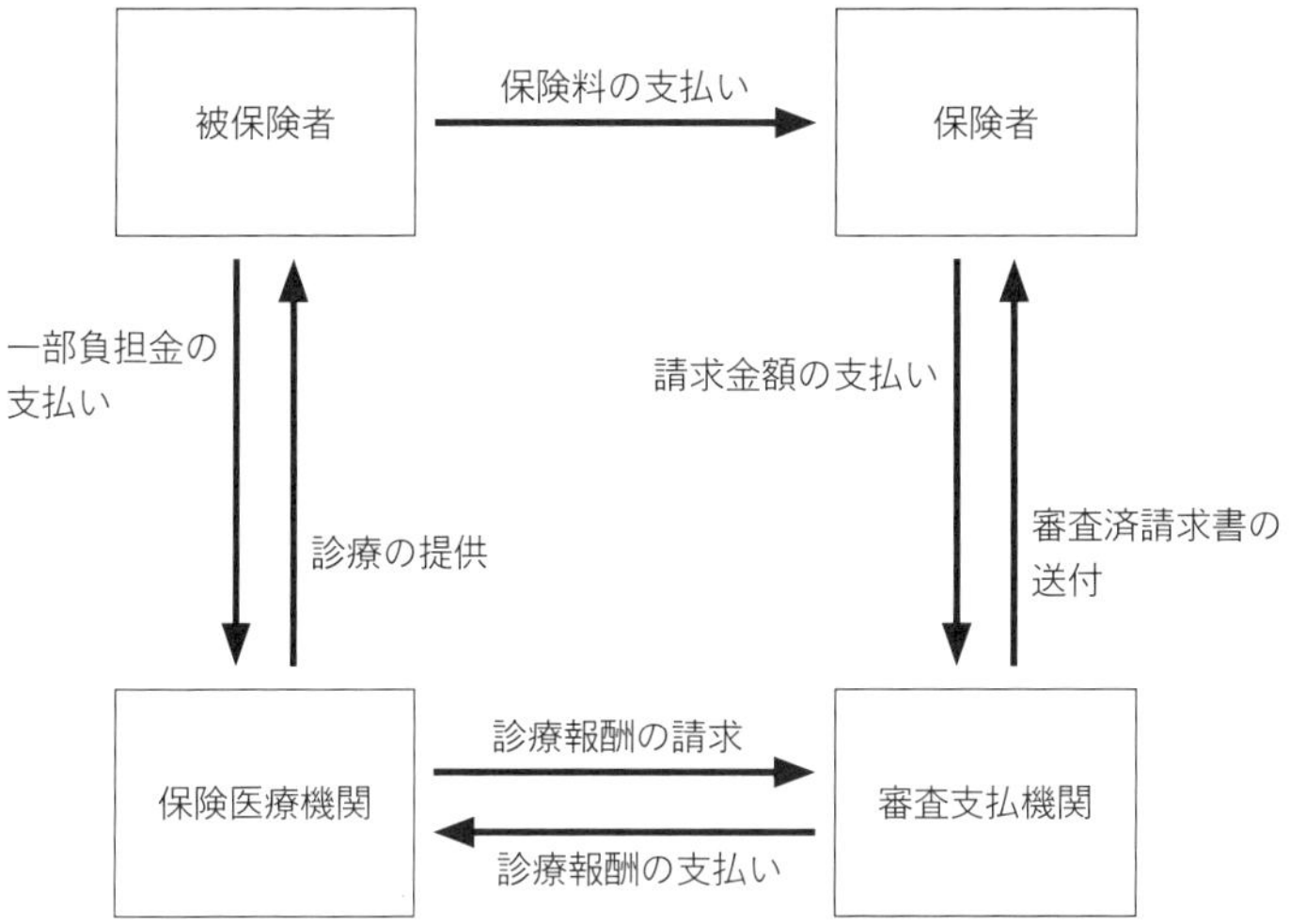

図8-4　日本の医療制度の仕組み（文献１を参考に作成）

◆国民皆保険って必要？

国民皆保険制度は、日本の医療制度の根幹ともいえる制度です。ここで問題になるのは、保険料は、医療を受けなくても支払うということです。そりゃそうです。保険とは日常生活で起こるさまざまなリスクに備える制度なのですから。備えあれば憂いなしですよ。

とはいえ、医療保険のために支払う金額は決して安くありません。「それならば、民間の保険だけでも大丈夫なのではないか？」あるいは、「普段から健康に留意してなるべく医療機関を受診しないようにし、受診したときには全額支払うほうがよいのではないか？」。そのように考える人がいても不思議ではありません。

そもそも、国民皆保険制度は「相互扶助」という考えに基づいています。つまり、助け合いです。1958年に国民健康保険法が制定され、1961年より国民皆保険制度が始まりました。それ以前は、国民の3分の1（3000万人ともいわれています）が保険に加入しておらず、金銭的な面で、必要な医療を受けられないという状況が多くみられたのです。そこで、国民皆保険制度により、誰もが一定の自己負担額で適切な医療を受けることができるようにしたのです。

この制度の下では、所得が多いほど保険料の負担が増えるのは事実です。「自分はあまり医療機関を利用しないのに、高い保険料を納めなければならないのはおかしいのではないか？」「所得に応じて納めるのは税金だけで十分なのではないか？」と考え、保険料を納めることに不満を感じる高所得者もいるでしょう。また、所得が多い人は、病気の予防に気を遣う金銭的な余裕もあり、さらに病気になるリスクが減るかもしれません。しかしここで、国民皆保険の基本的な理念は「助け合い」ということを、もう一度思い出していただきたいと思います。

◆どうして強制加入の保険が必要なの？

ここで、社会には数多くの同一の個人がいて、健康と病気という二つの状態のどちらかにあると仮定してみましょう。そして、その仮定の下、ある保険を考えてみたいと思います。健康なときでも病気のときでも同じ額の所得を保障する、その代わりに、健康なときも病気のときも同額の保険料を払うという保険です。

たとえば、健康なときの所得を１００として、病気になる確率を10％、病気のときの所得を50とします。この場合、期待される所得は95となります（100×0.9＋50×0.1）。

ここで保険の登場です。この保険では、健康なときも病気のときも5の保険料を払えば、病気のときに50の保険金が支払われるとします。これを利用するならば、利用者の所得は健康なときは95（100－5）、病気のときも95（50－5＋50）となります。つまり、どちらの状態でも同じとなり、かつ、期待される所得と同額となります。病気による所得の減少を回避したい者にとっては、この保険は魅力的です。なぜなら、健康でも病気でも、期待される所得と同額の所得を得ることができますから。

さて、もし保険金が40だとしたらどうでしょうか。病気のときの所得は85（50－5＋40）で、期待される所得を下回ることになり、保険への加入は先ほどの保険よりは躊躇されるでしょう。そうなると、集まる保険料の総額は減少します。また、保険金が60だとしたら、病気のときの所得は１０５（50－５＋60）となり、健康なときの所得を上回ることになります。したがって、多くの人が保険に入り、積極的に病気になろうとするかもしれません。何しろ働くよりも所得が増えるからです。そして、保険金の支払いがどんどん増えることになります。結局は、どちらの場合も、加入者から集めた保険料で保険金を賄うことはできなくなります。

先にも述べましたが、日頃から健康に留意し、自分の病気のリスクが低いと考えている者にとっては、医療保険に入ることは魅力的とはいえません。医療保険は、自分の病気のリスクが高いと思っている人たちにとってこそ魅力的な選択となるはずです。そうなると、保険加入者は高リスクの者ばかりとなってしまうことになります。結果として保険者は保険金の支払いが増え、赤字になります。そこで、保険者は赤字を回避するために保険料を引き上げることを考えるでしょう。しかし、この引き上げられた保険料では、さらに病気のリスクの高い者だけが加入することになってしまいます。結局、保険料が引き上げられるたびに、リスクのより高い者が集まることになります。さて、この循環が続けば（あくまで数学的にですが）、保険の加入者は最終的に一人になります。これは個人が自分のために病気のリスクに備えているだけであり、もはや保険とはいえません。では、保険を抜けた者たちはどうするでしょう？　今度は、他の安い保険に加入するかもしれません。しかし、そこでも同じことが起こり、結局は最後の一人になります。この繰り返しにより、最終的にはすべての人が自分で自分の医療費を負担することになり、保険という仕組みは成立しなくなります。

では、高リスク者向けの保険料の高い保険と、低リスク者向けの保険料の安い保険の二つを用意してみましょう。一見すると、このシステムは有効に働きそうです。しかし、保険者が個人の病気のリスクを正確に判断できずに加入を認めれば、高リスク者が安い保険料の保険に加入する可能性もあります。そうなると、やはり保険者は赤字となり、低リスク者向けの保険は成り立ちません。このように、病気のリスクに関する情報が被保険者の側だけに存在する状況、つまり情報の非対称性が存在するときに、医療保険には高リスク者だけが加入し、低リスク者は排除されてしまうことになります。この状況を**逆選択**といいます。

さて、ここで低リスク者に対し、完全には医療費をカバーできない保険が用意されたとします。高リスク者向けの保険しかなかったために加入を控えていた低リスク者にとっては、この保険は魅力的かもしれません。しかし、高リスク者にとっては医療費を完全にはカバーしていないので魅力のある保険とはいえず、彼らは高リスク者向けの保険に留まり続けるでしょう。

では、リスクの高低に関係なく、全体のリスクを勘案し算出した一定の保険料で加入する社会保険があったとします。高リスク者にしてみれば、病気のリスクをカバーする保険料が割安になるため、自分たちにとって有利な社会保険は魅力的です。一方、低リスク者にとって社会保険は、自分たちの病気のリスクをカバーするには割高になる可能性があります。しかし、民間の保険では保険料が高すぎて加入できないか、加入してもリスクの一部しかカバーされないため、民間の保険よりも低額な社会保険に加入するメリットがあります。

このように、医療保険を強制加入の社会保険として運用することは、高リスク者、低リスク者のどちらにとっても魅力的なものとなり、逆選択を解消できるということが、強制加入の根拠となるのです。

◆医療には「助け合い」が不可欠

とはいうものの、われわれが実際に自分の病気のリスクを正確に把握することは不可能です。一方で、民間の保険会社は十分な調査やそれまでのデータの蓄積などから、加入者の病気のリスクをある程度正確に把握することができそうです。そうすると、保険会社は高リスク者を排除しがちですし、高リスク者が必ずしも高額な保険料を支払えるとも限りません。したがって高リスク者でも社会的なサポートを行う必要があるという観点、つまり「助け合い」の観点が求められるのです。

「診察料を払う」という行動、「診察料を受け取る」という行動は、実は「助け合い」によって成立しています。いや、診察料に限らず、個人、集団、医療を提供する側、医療を受ける側いずれにおいても、医療には「助け合い」という要素が不可欠なのかもしれません。

ところで、1万2420円の3割ならば、3726円だとお気づきの方もいらっしゃるかもしれません。実は、健康保険法75条の規定により、10円未満の端数は四捨五入されているのです。

ちょっと損した気もしますが、助け合いだと思えば、むしろ良い行いをしたという気持ちになります。

行動⑨　診療報酬
——あちらを立てればこちらが立たず

「会費は一人、3000円です〜。お釣りが出ないようにしてもらえると助かります！」

新型コロナウイルスが蔓延する前は、多くの飲食店で、毎晩のように、このような声が聞こえてきたものです（最近はだいぶ戻ってきましたかね？）。コースを予約する場合もあるでしょうが、食べたいもの、飲みたいものを各自注文する場合もあります。そうなると幹事は大忙しです。「唐揚げお願い」「刺身の7点盛りね」「ししゃも」「鯖の塩焼き」など、参加されたみなさまが好き勝手に注文を開始するわけです。

「へしこ」「このわた」「うるか」など、呪文のような注文も飛び交っています。

幹事はみんなの注文を予算内に収めなければならないので、実に大変です。「ちょっと待って、へしこ、このわた、うるかは好き嫌いがあるから、どれか一つにして。刺身は7点盛りじゃなくて5点盛りでお願いします。すみません、みんなで食べられるように、焼き魚はホッケだけにさせていただきます」など、注文の取捨選択をし、注文数を増やしたり減らしたり孤軍奮闘でございます。

宴会と医療を一緒にするのは不謹慎だとは思いますが、厚生労働省で診療報酬の改定にかかわったときの私の印象は、こんな感じだったのであります……。

◆診療報酬とは？

前章で、「診療報酬とは、医療機関に診療の対価として支払われる費用のこと」と書きました。この章では診療報酬について、さらに踏み込んでみようと思います。

ここで、改めて、診療報酬とは何かについて述べさせてください。診療報酬とは、医療というサービス業におけるサービス料ともいえそうです。医療をサービス業と捉えてよいのか？ という議論も当然あるとは思いますが、ここでは便宜上、サービス業とさせていただくことをお許しください。

医療は医科、歯科、調剤の三つを含みます。それぞれに「医科診療報酬」「歯科診療報酬」「調剤報酬」というものがあり、この三つを「診療報酬」と呼びます。診療報酬は診療の大部分を占めるので、これを「診療報酬本体」などと呼ぶこともあります。

診療報酬は国が定めた価格（公定価格）であるため、どの保険医療機関においても一律となります。たとえばA病院に対抗して、患者をたくさん呼び込むためにB病院が診療報酬のディスカウントをするといったことはできない仕組みなのです。また、全国から手術を求めて患者が集まるようなとても腕のよい外科医が手術をしても、まだまだ修業中の医師が手術をしても、同一の手術を行ったのであれば、診療報酬は同じということにもなります。

それぞれの診療報酬は、「診療報酬点数表」に記載されています。いわばメニューのようなものだとお考えください。前章でお伝えしたように、診療報酬は金額ではなく点数で記載されており、「1点＝10円」として計算されます。たとえば、精神保健指定医が外来で、60分以上の通院精神療法を行った場合、600点の診療報酬が定められています。「1点＝10円」なので、診療費は6000円になり、そのうちの何割かを自己負担として患者が支払うことになります。

実は、診療報酬は「薬価」や「材料価格」も含みます。「薬価」とは薬の価格のことです。薬の価格にも一覧表があり、これを「薬価基準」といいます。薬価も公定価格であり、同じ薬であれば「C薬局よりもD薬局のほうがちょっとお得」とか、「7日分よりも70日分処方されたほうが割り引きになる」などというわけにはいかないのです。「材料価格」とは、傷口を縫うための糸や傷口を保護するガーゼなど、医療で用いる「物の値段」を指します。材料価格も公定価格であり、薬価と同じように「材料価格基準」に価格が示されています。

診療報酬は、保険診療を行っている医療機関の収入の大部分を占めています。とはいえ、その内容は診療報酬点数表に定められた通りであり、そこに定められていない診療を行っても医療機関の収入にはならないのです。たとえば、現在の診療報酬では通院精神療法の対象は「精神疾患又は精神症状を伴う脳器質性障害」と定められていますが、２０１６年の診療報酬では「統合失調症、躁うつ病、神経症、中毒性精神障害（アルコール依存症等をいう。）、心因反応、児童・思春期精神疾患、パーソナリティ障害、精神症状を伴う脳器質性障害等（以下この項において「対象精神疾患」という。）又は対象精神疾患に伴い、知的障害、認知症、心身症及びてんかんのため社会生活を営むことが著しく困難なもの（患者の著しい病状改善に資すると考えられる場合にあっては当該患者の家族）」と、その対象がかなり限定されていました。現在では、ギャンブル行動症の通院精神療法は診療報酬で認められていますが、２０１６年の時点では、「アルコール依存症等」にはギャンブル行動症は含まれないという見解により診療報酬として認められないケースもありました。よく役所の書類で「等」という記述を見かけますが、「等」は実際には無視されてしまうことがありますので、注意が必要です。

◆診療報酬と医療行為

たとえば、Ａという医療行為を行ったとき、診療報酬で認められている場合と、認められ

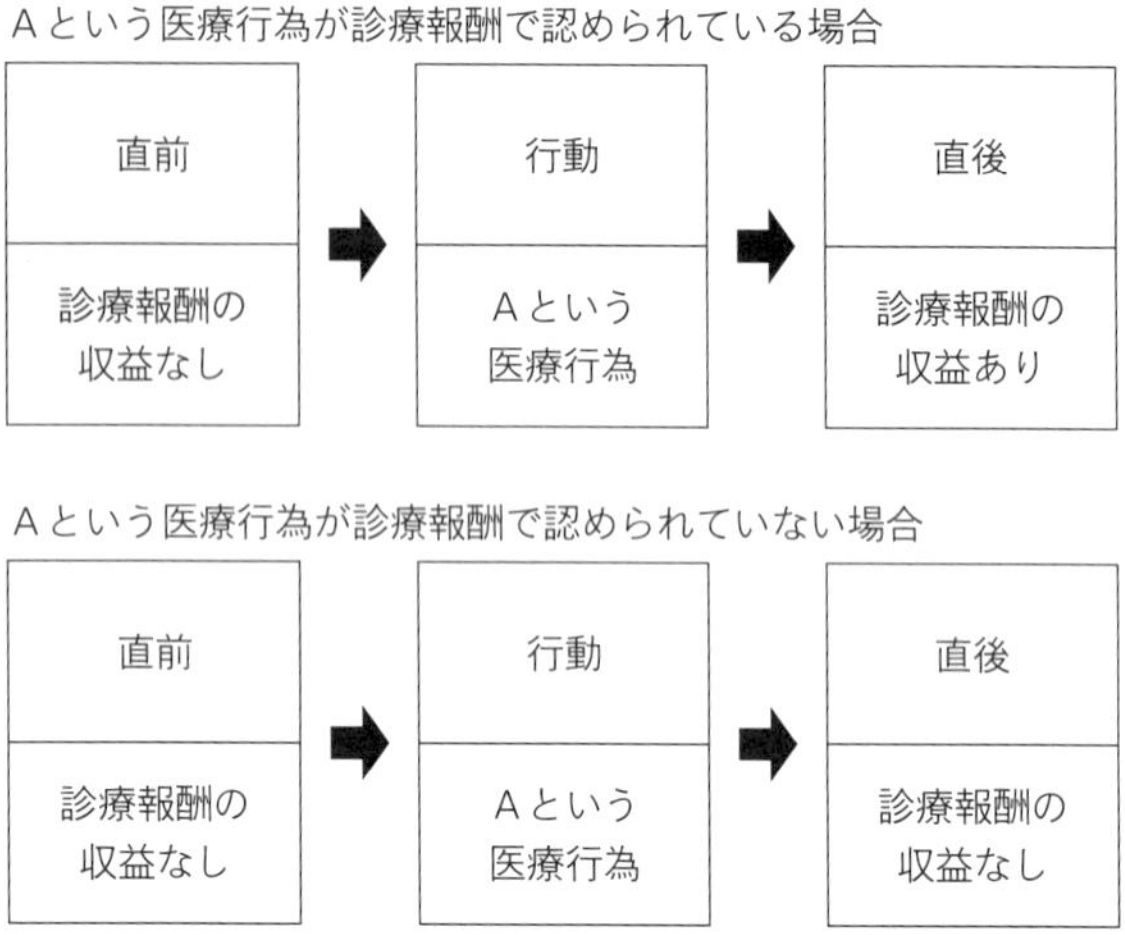

図9−1　Aという医療行為が診療報酬で認められている場合と、認められていない場合の行動随伴性ダイアグラム

ていない場合の行動随伴性ダイアグラムを見てみましょう（図9－1）。

診療報酬で認められている場合は診療報酬の収益という強化子により、その医療行為は強化されます。一方、認められていない場合は消去されます……と言いたいところですが、実はそうとは限らないのです。消去の定義は「強化された行動に強化子を随伴しなくなること」です。したがって、もともと診療報酬で認められていない医療行為は強化されていないのですから、消去はできません。しかし、先ほどのギャンブル行動症の通院精神療法のように、診療報酬が認められなくても行われる医療行為は山ほどあります。それは、倫理的な観点から「収入につながらなくてもやらなければならない」ということもあるでしょうし、す。つまり、必要があれば収入とは関係なく医療行為は行われ、それは症状の改善など収入以外の強化子で強化されている、あるいは「医療は○○でなくてはいけない」というルールに支配されていることになるでしょう。この点が、冒頭で、医療をサービス業と捉えてよいのか？　と記した理由の一つなのです。

「カジノを開くというのに、ギャンブルで困っている人の治療に診療報酬が認められないとは何ごとだ！」という話になったのかどうかは知りませんが、ギャンブル行動症の通院精神療法が保険で認められるようになったのはよいことだと思います。しかし、今度は「ギャンブル行動症だけが通院精神療法で認められていなかった精神疾患ではないよね？」という議論も可能となるでしょう。このように、社会的な情勢や医学の進歩、考えの変化と診療報酬の内容がフィットしない場合も出てくるのです。

◆診療報酬の改定

一般の企業と同じように、医療機関でも「経営」を意識しなければなりません。「医療で儲けるとはけしからん」とのご意見もあるかもしれませんが、医療機関を維持するには人件費や光熱費、設備の維持費など多くのコストがかかるのです。物価が上がれば、それだけコストも高くなり、病院で働く人を確保し続けるために人件費だって上げなければなりません。

何かを売るのであれば値上げという方法で収益を確保できるかもしれませんが、医療サービスは公定価格であるため、医療機関が勝手に値上げすることはできません。あるいは、治療効果に優れた治療法が開発されたにもかかわらず、診療報酬に反映されないため、なかなか広がらないということもあるでしょう。

そこで、診療報酬の内容を変える（これを「診療報酬の改定」といいます）必要が出てきます。診療報酬の改定の際には、点数の見直し、算定の要件の見直しだけでなく、診療報酬から消える項目、新たに設置される項目を議論する必要があります。

診療報酬は定期的に改定されます。改定は基本的には2年ごとに行われ、その年の４月１日から適用されます。たとえば、前回の令和４年度の診療報酬改定は２０２２年４月１日から適用されています。ただし、今回の改定（令和６年度改定）では医療ＤＸの推進に向け、医療機関・薬局等や電子カルテやレセプトコンピュータのベンダーの集中的な業務負荷を平準化するため、施行時期は２０２４年６月１日となりました（薬価改定の施行に関しては例年通り4月1日でした）。実は、この2年という数字に法的な根拠はないのです。なので「一応、2年ごとに改定しますね」という慣習に近いものだと思ってください。実際に、平成30（２０１８）年度の改定の次は、令和２（２０２０）年度に改定がなされるのが通例ですが、令和元（２０１９）年度にも改定が行われています。つまり、３年連続で診療報酬の改定が行われたのです。

令和元年度の診療報酬改定は、令和元年10月に消費税率が８％から10％に引き上げられることに対応するために、臨時で行われました。改定の目的は、増税によって起こる医療施設の負担を減らすことです。

ここで「あれ？　患者が消費税を払うのに増税の負担って何？　そもそも、診察料って非課税じゃなかったっけ？」という疑問も出てきそうですね。実際、患者が支払う診察料や、診療報酬の金額には消費税はかかりません。したがって、医療費は、消費税が増えたからといって変わりはしません。ただ、医療機関は患者に医療というサービスを提供するために、多くのコストを支払います。たとえば、医療事務で使うボールペン、医局で使うプリンター用紙など多くの物品を業者から購入しています。その物品の購入には当然ですが消費税がかかっています。そのため、増税によって物品の値段が上がった分、医療費も上がらないと、医療機関の利益は増税前よりも減ってしまうことになります。そこで、診療報酬の改定によって収益を調節することになったのです。どうも、医療機関は優遇されているなと感じさせるエピソードですね。この改定は増税分を補填するためのものであったため、診療行為そのものの評価に変更は加えず、入院基本料や外来の初診・再診料など、基本的な診療行為を含む一連の費用を評価した基本診療料という点数を増やすことを中心としたものでした。

◆薬価の改定

一方、薬価は毎年改定されていることをご存知の方がいるかもしれません。もともと薬価も2年ごとに改定されていました。毎年改定されるようになった背景の一つには、市場における**後発医薬品**（ジェネリック医薬品）の増加があります。

後発医薬品は、研究開発に要する費用が低く抑えられるため、先発医薬品に比べて薬価が低くなっています。薬価の低い薬を普及させることは、患者の経済的な負担を軽減することにつながります。それだけではありません。保険診療では薬代も患者が負担するのは1〜3割です。患者の自己負担分の残りは健康保険や税金で補塡されています。したがって薬価の低い薬が増えるほど、健康保険や税金の負担も減り、医療保険財政の改善につながります。そこで、政府は後発医薬品の使用の促進を図り、結果として、その使用は増加しました。後発医薬品が増えたことで薬の実勢価格が下がるようになり、改定のたびに薬価を引き下げてその差額を埋めてきたのですが、2年ごとの改定では差額が大きくなるために、２０２１年度からは毎年改定が行われるようになったのです。ただ、これもできるだけ早急に薬価を下げて、健康保険、税金の持ち出しを減らしたいというのが本音かもしれません。

本題から逸れますが、後発医薬品の処方を増やすために、政府はちょっとした仕掛けをしました。診察後に発行される処方箋には処方薬が記載されていますが、現在の処方箋には処方薬の「変更不可」欄というものがあります。ここに「レ点」または「×」が記載されていない場合、薬剤師は、処方薬に代えて後発医薬品を調剤することができるのです。ポイントは、「変更可」の場合ではなく、「変更不可」の場合に医師が「レ点」または「×」を記載することです。記載をするということは、行動のコストがかかることになります。変更不可の場合に行動のコストがかかるのであれば、特段の理由がなければ、医師は行動コストをかけるのを避け、変更可のまま処方箋を発行するでしょう。さらに、調剤報酬として、後発医薬品調剤体制加算という調剤基本料の加算があるため、「レ点」または「×」が記載されていない場合は、積極的に後発医薬品を調剤するほうが薬局の収入は増えるわけです。しかも、後発医薬品減算というものもあり、後発医薬品の調剤が著しく少ない薬局に対しては調剤基本料の減算が行われます。後発医薬品を調剤すれば強化され、後発医薬品を調剤せず先発品を調剤すると弱化される仕組みなのです。まさに飴と鞭でございます（図9－2）。

◆誰が診療報酬を決めるの？

診療報酬全体の改定率は、予算案と合わせて改定前年の一二月に政府が決定します。形の上では厚生労働大臣が財務大臣と折衝して決めるとされていますが、実はそれ以前に、診療

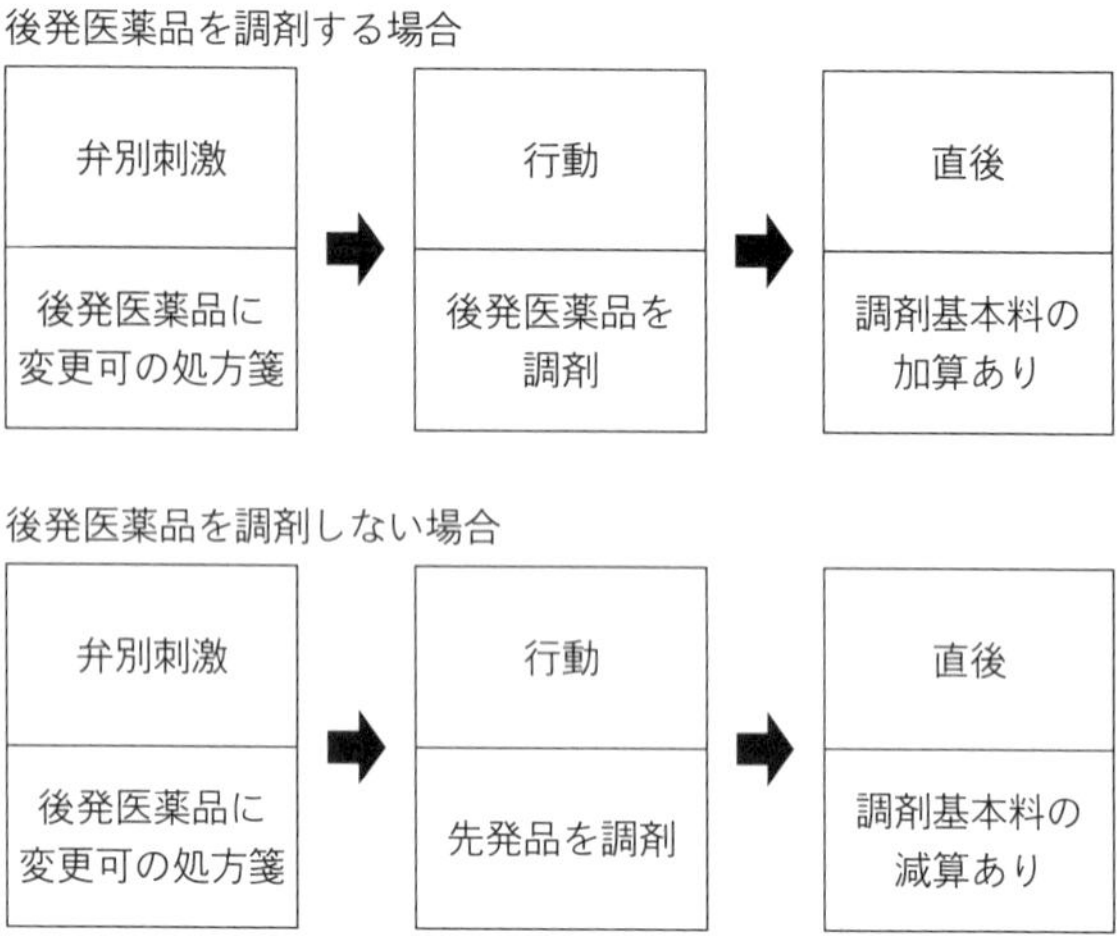

後発医薬品を積極的に調剤すると、後発医薬品調剤体制加算により調剤基本料の加算がある。一方、先発品を積極的に調剤し後発医薬品をあまり調剤しないと、後発医薬品減算により調剤基本料は減算される。

図9-2　後発医薬品を調剤する場合と調剤しない場合の三項随伴性

報酬の引き上げや新規項目の採用を求めて、日本医師会をはじめとする医療職の団体や学会など、医療に関係する団体が厚生労働省に対して要望書を提出します。一方で、保険者団体は、高齢化に伴う医療費の自然増などを背景とし、診療報酬の引き下げを求める要望を厚生労働省に出します。このように、早い段階から診療報酬をめぐる駆け引きが水面下で繰り広げられるのです。こうした要望を鑑みて、大まかな改定の枠組みが決定されていきます。

　診療報酬の項目は非常に多

く、改定には十分な時間が必要となります。そのため、改定前年度の夏頃から、社会保障審議会の医療保険部会・医療部会が、どのような方向で診療報酬を改定するかについての審議を行います。社会保障審議会とは、厚生労働大臣の諮問に応じて、社会保障制度の基本事項などに関して調査や審議をするために、厚生労働省に設置された審議会の一つです。そこで「診療報酬改定に係る基本方針」を策定するのです。

改定率や基本方針が決定すると、診療報酬改定の具体的な中身の審議が始まります。この審議を行うのが、厚生労働省に設置された中央社会保険医療協議会（以下、中医協）です。中医協は、診療側委員（報酬を受ける側）・支払側委員（報酬を支払う側）・公益委員の三者によって構成され、この三者が、それぞれの立場で診療報酬改定の議論をします。診療側委員は、医師・歯科医師・薬剤師を代表する団体から、支払側委員は保険者を代表する団体から、公益委員は社会保障を専門とする有識者などから選出されます。中医協は、診療報酬点数の改定案を厚生労働大臣に答申します。厚生労働大臣はそれを受け、三月上旬に診療報酬改定に係る告示・通知を発出し、新年度の診療報酬が決定されることになるのです。

診療報酬の改定率がまず決まるということは、診療報酬全体の枠組みができあがるということです。そのうえで、各方面からの要望を踏まえ、政策実現のために必要な項目を追加します。ある項目を新設する、あるいは、その項目の診療報酬を増やすことになれば、それだけ医療費が余分にかかることになります。その増えた分をどこかで削らなくてはならないのです。冒頭に宴会での一コマを描写しましたが、誰かが注文をすれば、その分、誰かの注文を抑えなければ予算内に収めることはできません。診療報酬の改定も同じことなのです。ある医療行為を広げるために「診療報酬によるインセンティブを与える」などといわれますが、その分、診療報酬が削られる、あるいはなくなる医療行為も出てくるということです。

また、忘れられがちな視点なのですが、診療報酬がつくということは、患者の負担も増えることになります。患者のための診療報酬改定のはずが、患者に負担を強いる側面もあるという矛盾を常に抱えているのが日本の健康保険の仕組みなのです。でも、そうしないと医療保険制度を維持することはできません。このことは、現在の日本が抱える課題でもあるのです。

行動⑩ 病気
——それって誰が作るんですか？

◆そもそも病気とは？

かつて「ほとんどビョーキ」というフレーズが流行しました。これは、１９８０年代に、ある映画監督がテレビの深夜番組のなかで、主に性風俗に関する話題をリポートしたときに使ったフレーズです。「ついていけない」「よくやるよ」などのニュアンスを含みますが、むしろ「すごい」という賞賛を込めて使用されていました。「ビョーキ」とは、もちろん「病気」のことです。要は「かなり病的に」という意味なのだと思われますが、病気を軽んずる印象を与えるために、現代ではテレビで使うことが憚られる言葉となっているのでしょう。

ここで「病気」は「普通とは異なる」という意味で用いられていると思いますし、本書でもこれまで安易に「病気」という言葉を用いてきました。しかし「病気」をきちんと定義することは難しく、その定義に関する議論はときに「生命とは何か?」という哲学的な内容にまで踏み込まれることになります。

通常、病気を診断する際には、異常と判断される検査の数値や臓器の変化、自覚症状、他覚症状などが注目されます。つまり「自然な状態」からの逸脱です。しかし、自覚症状があっても、そこに検査結果の異常や他覚症状がなければ「気のせい」として片づけられ、病気ではないとされてしまうでしょう。一方、自覚症状がなければ病気と診断されないこともあります。たとえば、肝臓は「沈黙の臓器」といわれるように、肝臓に障害が起こっても、なかなか症状が出現しないことが多いのです。黄疸などの症状が出現したときには、肝臓の障害はかなり進行していることになります。このように自覚症状・他覚症状がなければ、医療機関を受診しないために、臓器の障害が起こっていても病気とは診断されないことになります。

病気を自然な状態からの逸脱とした場合、症状も自然な状態からの逸脱と考えてよいでしょうか?

当然ですが、病気と症状は別のものです。たとえば風邪。風邪そのものは病気と考えて差し支えないでしょう。では、風邪をひいたときに体温が上がるという症状はどうでしょうか。

風邪は、その原因となるウイルスが体内に侵入してくると、免疫細胞がそのウイルスの存在に気づき、反応することによって発症します。免疫細胞はウイルスを攻撃すると同時に、全身にウイルスの侵入を知らせる役割を果たします。その一つとして、ウイルスの侵入を脳の視床下部に伝えます。視床下部は体温調節の中心となる部位ですが、ウイルスの侵入を知ると、体の各部に体温を上げるように指令を出します。この指令により悪寒（ゾクゾクしたり、体がガタガタ、ブルブルと震えるような寒気）を感じることになります。悪寒を感じると暖かい格好をしたり、布団に入ったりして体を温めますよね。さらに、筋肉を震えさせて熱の産生を促します。そう。ガタガタ、ブルブルは熱を発生させるためのメカニズムなのです。皮膚の血管が収縮して熱放散を抑える反応も開始されます。こうして、さらに体温が上がるのです。体温が上昇することで、免疫細胞の活性が上がり、ウイルスなどに対する反応が強くなるといわれています。

ちなみに、熱が出るのはウイルス自身が熱に弱いので、熱でウイルスを殺傷しようとするという話も聞くのですが、たとえば新型コロナウイルスは70度の熱でないと死滅しないといわれており、実際に効果があるのかはわからないようですね。

いずれにしろ、発熱という症状は、自然な状態からの逸脱ではなく、まさに自然な状態なのです。つまり、病気は自然な状態からの逸脱かもしれませんが、病気を構成する症状は自然状態でありうるという点が議論をややこしくします。とはいえ、ここでは、病気というものは異常と判断される検査の数値や臓器の変化、自覚症状、他覚症状などによる自然な状態からの逸脱として扱わせていただきます。

◆昔の病気は病気ではなかった？

中国の古い医書には「鬼病」という記載が多くみられます。「奇病」ではなくて「鬼病」ですよ。文字通り、「鬼」が原因となる病気です。鬼だけではありません。疱瘡神（ほうそうがみ、ほうそうしん）などの悪神も病気の原因とされていました。今でも厄介者のことを疫病神（もしくは厄病神）などといいますが、もともとは疱瘡神など、疫病を流行させる原因となる神をそう呼んだようです。

疱瘡とは天然痘のことです。天然痘は、伝染力が非常に強く死に至る疫病として、紀元前より人々から恐れられていました。また、治癒しても顔面に醜い瘢痕が残るため、江戸時代には「美目定めの病」といわれ、忌み嫌われていました。原因が不明だったため、疱瘡神がこの病気を引き起こすと信じられていたのです。しかし、１７９６年にイギリスのジェンナーが天然痘の予防のために種痘《しゅとう》を初めて行うと、その後、改良を加えられながら全世界に普及し、天然痘は１９８０年にＷＨＯにより根絶宣言が出されるに至ったのでした。種痘は英語で“vaccine”といいます。そうです、ワクチンです。

ワクチンが開発されるはるか昔、鬼病などの治療は、薬物や鍼灸、その他の医学的治療法とともに、呪術的治療法により行われていました。序章でも触れましたが、日本でも呪術による治療は国家的に認められており、呪禁師《じゅごんし》が治療に当たっていました。呪禁は道教の影響を受けて成立した、呪術によって病気の原因となる邪気を祓う治療です。呪禁師は、律令制の医疾令により公的に制定された医療・調薬を担当する部署で、典薬寮（てんやくりょう、くすりのつかさ）という部署に属していました。典薬寮は、呪禁師のほかに、医師、針師、按摩師、薬園師などのメンバーで構成されていました。呪禁師のなかでとくに優秀な者一名は呪禁博士に任ぜられ、呪禁生の育成に努めたのです。私も当時生きていたら、呪禁師になりたかった……。

このように、ウイルス感染症など、今では原因がわかっているものの、過去には鬼や悪神、あるいは祟り、呪いなどによって引き起こされると考えられた病気があったのです。

さて、「行動① 受診」で「憑依」について触れました。明治18（1885）年の『官報第四百六拾九號』で、ドイツの医師であるベルツは、狐憑きの学問的報告を政府に行いました。政府はこの官報で、狐憑きに関する俗見の払拭を試みました。官報という日本国にかかわる事柄の広報および公告を行う機関紙のなかで、民間信仰の対象であった狐憑きという現象を、国家が「病気である」と位置づけたのです。このように、病気というものは社会的な文脈で規定される、あるいは作られることもあります。

◆病気の原因には感染もあれば生活習慣もある

２００９年に厚生労働省が発表した「慢性疾患対策の更なる充実に向けた検討会　検討概要」[1]という資料があります。ここでは、「我が国の平均寿命は、特に女性では昭和59年から今日に至るまで世界一の平均寿命を誇るなど、国民全体の努力や高い教育・経済水準、保健・医療水準に支えられ、世界でも有数の水準を示している。一方、疾病構造は、感染症などの急性疾患からがんや循環器病などの生活習慣病をはじめとした慢性疾患へと大きく変化してきている」と述べられています。ここ数年は、新型コロナウイルス感染症が最も重要な病気の代表とされるなど、感染症対策が重視されていますが、以前は慢性疾患が大きな問題となっていました。

急性疾患だけでなく慢性疾患に注目するということは、実は昔の中国でもみられました。漢方医学では、急に発熱する病気は「傷寒病《しょうかんびょう》」と呼ばれます。現代の医学では、風邪、インフルエンザ、マラリア、腸チフスなどの感染症がこれに該当すると考えられます。このような傷寒病を扱っている医書が『傷寒論』です。『傷寒論』は、2世紀末の後漢代の医師、張仲景《ちょうちゅうけい》がそれまでの古典を参照し、自身の治療経験と合わせて傷寒病の治療法をまとめたものです。よく「風邪に葛根湯」などといいますが、この葛根湯も『傷寒論』で取り上げられている処方です。実は、『傷寒論』はもとは『傷寒雑病論《しょうかんざつびょうろん》』という医書であり、それが『傷寒論』と『金匱要略《きんきようりゃく》』という二つの医書として現代に伝わっています。『金匱要略』では慢性疾患の治療法を論じており、そのなかには循環器障害、呼吸器障害、消化器障害、泌尿器障害、婦人科疾患、皮膚科疾患から精神疾患までの疾病が含まれています。

このように急性疾患と慢性疾患があるということは、病気の原因には感染もあれば生活習慣もあるということになります。感染症に関しては、たとえば新型コロナウイルス感染症の拡大防止については「新しい生活様式」として、身体的距離の確保、マスクの着用、手洗いという行動が重視されていました。逆にいえば、このような行動をとらないと感染しやすいということです。ただし、いくら気をつけていても感染はするものですし、まったく気をつけなくても感染しない人もいます。なので、「感染する行動とはこういうものである」と、はっきり示すことはできないのかもしれません。

では、生活習慣はどうでしょう。たとえば、高血圧であれば塩分を控えた食事が推奨されており、日本高血圧学会は一日6g未満を推奨しています。塩分と血圧の関係はまだ十分には解明されていないのですが、塩分（ナトリウム）を過剰摂取すると血液の浸透圧を一定に保つために血液中の水分が増えるため、体内を循環する血液量も増え、末梢血管の壁にかかる抵抗が高くなり、結果的に血圧を上げてしまうと考えられます。

しかし、一日の塩分摂取量を6g未満にすることで高血圧患者の約20％の血圧は下がりますが、残りの約80％の人の血圧にはほとんど変化がないといわれています。これは、塩分に反応しやすい食塩感受性タイプと、反応しにくい食塩非感受性タイプの人がいるからです。とはいえ、食塩非感受性タイプであったとしても減塩をするメリットはあるとされています。塩分は血液中のコレステロール値を高め、血栓をできやすくするためです。血管の壁は本来弾力性があるのですが、高血圧の状態が長く続くと血管は常に張りつめた状態に置かれ、次第に厚く、しかも硬くなります。これが高血圧による動脈硬化です。動脈硬化を起こし狭くなった血管は血栓ができやすく、血栓ができる場所によっては、心筋梗塞や脳梗塞といった深刻な症状を引き起こすことがあります。血栓ができにくくなるということは、塩分を控える大きなメリットといえます。

◆遅延報酬割引

とはいえ、塩分を控えた食事は何か物足りないので、高血圧であっても、ついつい塩分多めの食事をしてしまうこともあるでしょう。これは、「**遅延報酬割引**」という現象で説明ができると考えられます。

たとえば「何かをした報酬として10万円を今日受け取るか、10年後に受け取るか」という選択では、ほとんどの人は今日受け取ることを選ぶでしょう。では「10年後ならば10万円で

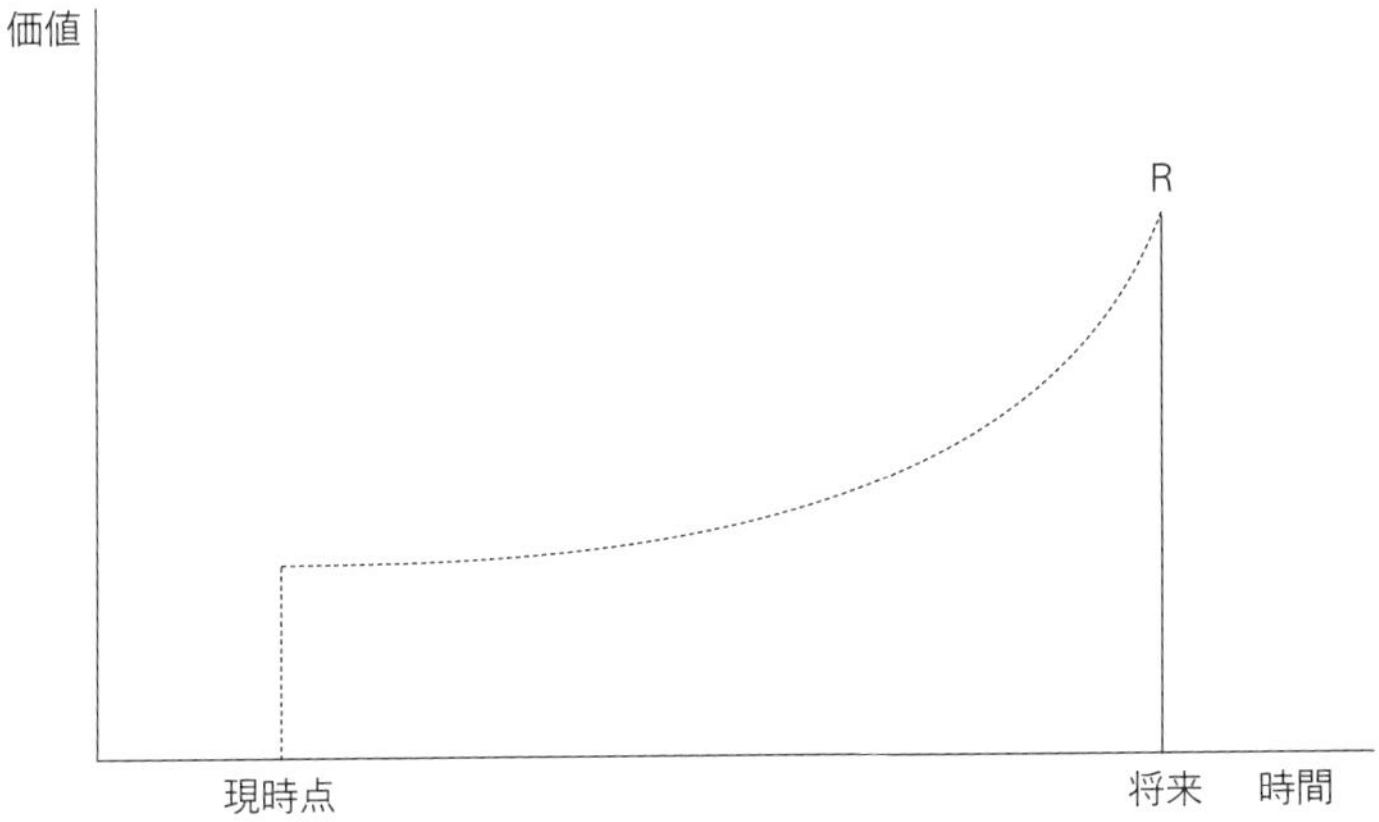

将来得られる報酬であるRの価値は、提示される時間が遅延するため、現時点では低下してしまう。

図10-1　遅延報酬割引

すが、今日ならば9万円」となるとどうでしょう。この場合でも、多くの人は今日の9万円を選択するのではないでしょうか。つまり、10年先ということが金銭の価値を下げて、10万円が9万円より価値がないものとされてしまうのです。

　このように、遅延報酬割引とは、遅延して提示される報酬は価値が低下することを意味します。この遅延報酬割引の程度が高ければ、将来得られる報酬の価値が現時点でより低下するのです。場合によっては、10年後の10万円よりも今日の2万円を選択することもあるかもしれません。甘美なスイーツのような目先の報酬と、腹囲を85cm以内にするというような将来の報酬との比較は日常生活において頻回にみられるものです。報酬が得られる時間が異なる行動を

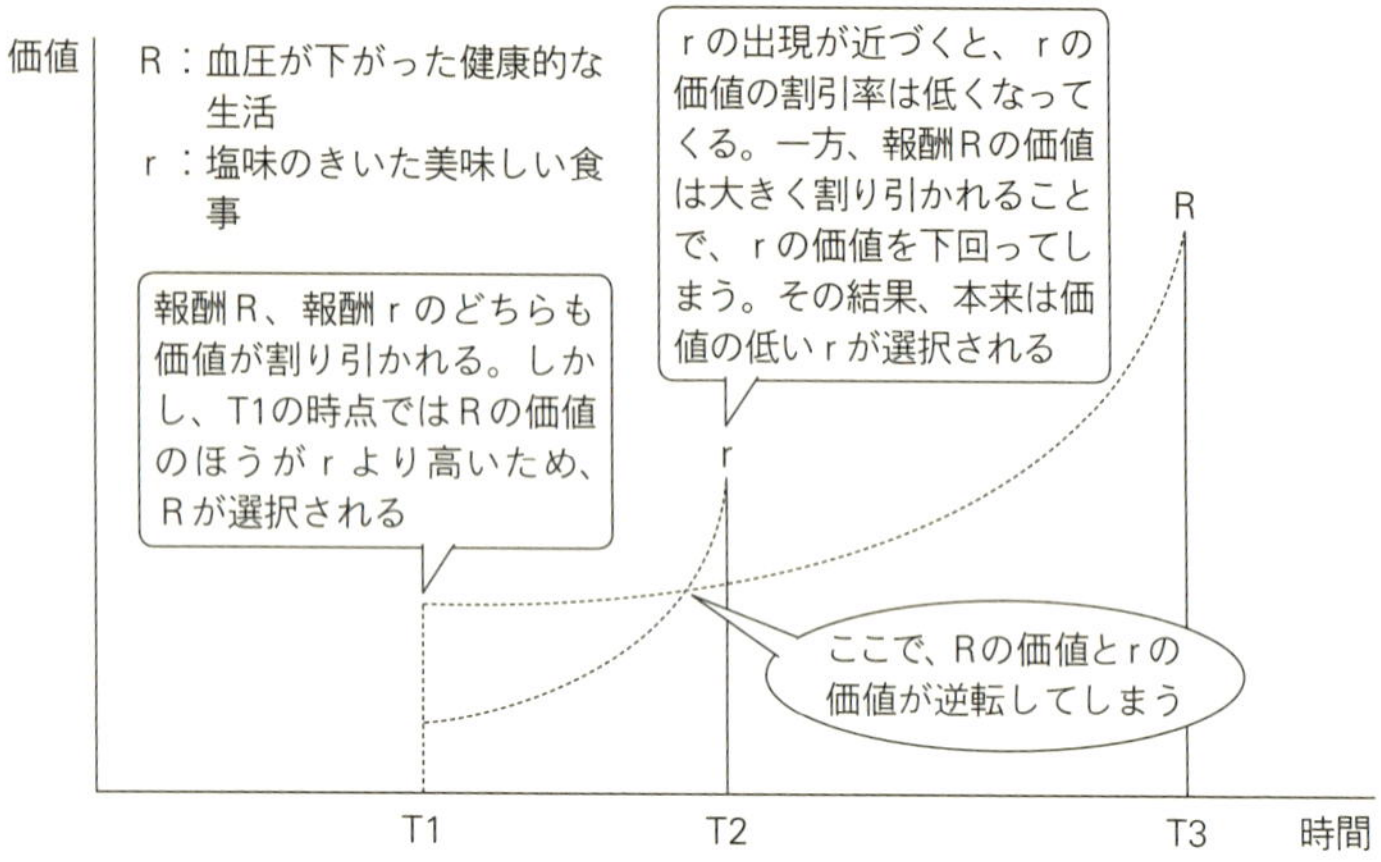
価値
R：血圧が下がった健康的な生活
r：塩味のきいた美味しい食事
rの出現が近づくと、rの価値の割引率は低くなってくる。一方、報酬Rの価値は大きく割り引かれることで、rの価値を下回ってしまう。その結果、本来は価値の低いrが選択される
R
報酬R、報酬rのどちらも価値が割り引かれる。しかし、T1の時点ではRの価値のほうがrより高いため、Rが選択される
r
ここで、Rの価値とrの価値が逆転してしまう
T1
T2
T3
時間

選好逆転が起こることで、血圧が下がった健康的な生活（価値が高い）よりも、塩味のきいた美味しい食事（価値が低い）が選択される。

図10-2　選好逆転

選択する背景には、この遅延報酬割引という現象が存在するのです（図10－1）。

価値は大きいけれど、もらえるのは将来という報酬ではなく、価値は小さいけれど、もらえるのはすぐという報酬が選ばれることを「**選好逆転**」といいます。選好逆転は遅延報酬割引によって、将来という時間のために大きな価値が割り引かれ、目先の小さな価値を下回ることで起こります。たとえば、血圧を下げて将来健康的な生活を送ることよりも、目先の塩味がきいた美味しい食事のほうが、価値が高くなってしまうのです（図10－2）。

このように、偏った食事、不規則な生活、喫煙、飲酒などの生活習慣による慢性疾患は、明らかに行動という側面での

説明が可能であり、行動というアプローチで改善を図ることも可能です。

◆病気はなりたくないもの？

病気を患うと症状が出現し、その症状はたいていは不快なものです。当然ですが、病気でいるよりは健康でいるほうが良いことが多いと思います。

ところが臨床を続けていると、時折、「この人は病気であり続けたいのかな？」と思うこともあります。病気であり続けることに何らかの意味があるように感じられるのです。

病気を患うことによって本人が受ける利益やメリットなどを「疾病利得」といいました。もちろん、本人としては病気であり続けることはつらいし、実際にそのように訴えるわけです。しかし、本人は意識せぬまま、病気であることで得られる利益を求め続け、結局は、いつまでたっても回復しない場合があるのです。

一般的に疾病利得と考えられるものは主として外的で現実的なメリットであり、症状の出現後に二次的に獲得されます。たとえば、その症状が生じているために、周囲の人たちの同情や温かな注目を受けること、締切が過ぎても書けない原稿を書かなくて済むことなどです（図10－3）。つまり「二次的疾病利得」です。疾病利得には、症状の発現や維持によって何らかの不安や葛藤から解放されたり、欲求が満たされたりするという側面もあります。難し

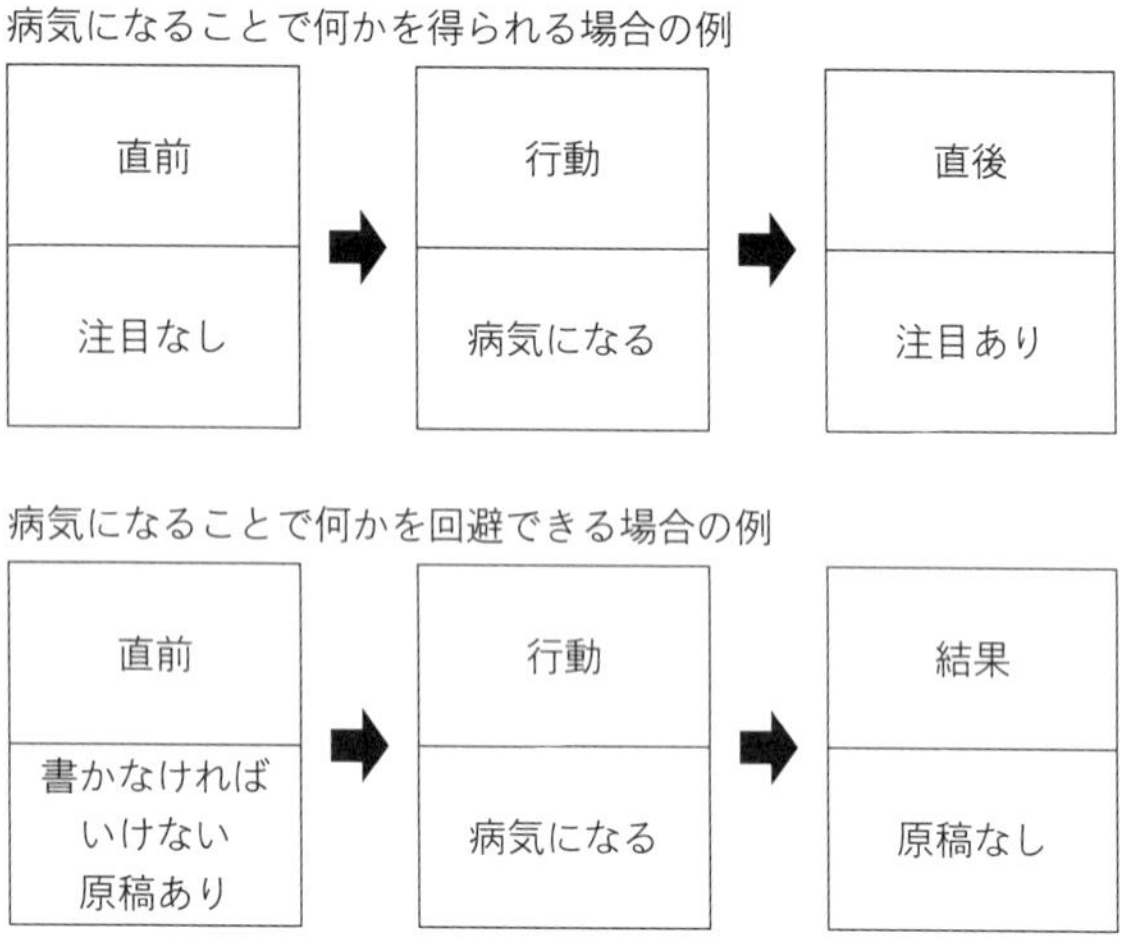

図10-3　疾病利得の随伴性ダイアグラム

くいえば、身体症状が心理的葛藤の象徴的解決を表象し、それによって不安を軽減させるということです。これは「一次的疾病利得」です。

ここで注意が必要なのは、疾病利得があるから病気になったわけではないということです。疾病利得は病気という行動を維持する強化子でしかありません。こうした疾病利得を得ることを目的として患者が症状を作り出すことを、**詐病**あるいは**作為症**（虚偽性障害）といいます。

作為症のうち「みずからに負わせる作為症」は「ミュンヒハウゼン症候群」とも呼ばれます。ミュンヒハウゼンとは、『ほら吹き男爵の冒険』という物語で知られる、ドイツの貴族の名前からとられたものです。「みずからに負わせる作為症」の患者は、心臓発作を思わせるような胸痛を訴えたり、神経系の病気を思わせる失神やめまいを訴えるなど、特定の病気を疑わせる身体症状を訴えることもあれば、下痢、発熱、血尿などの多様な病気により生じることのある症状を訴えることもあります。ときには、針で指を刺して、検査のための尿に血液を入れるなど、自分の体に何らかの細工をすることで、実際に症状が出現したかのように見せかけることもあります。

また、「他者に負わせる作為症」というものもあります。これは「代理ミュンヒハウゼン症候群」と呼ばれています。「他者に負わせる作為症」では、親など養育者である患者が、実際には健康な子どもを病気にしようとするのです。たとえば、自宅で熱を出した、下痢をしたなどと虚偽の説明をするわけです。ときに、薬物などを使用して子どもの健康を故意に害することもしてしまいます。作為症は詐病と違い、はっきりとした外的報酬が見当たらないことも特徴です。

◆医療への過度な期待が病気を生む？

このように、病気になることにはメリットを伴う場合があるという側面に注意が必要です。そうした意味では医療はときに危険です。医療を提供するという行動が本来の医療として機能し、人々に役立つことは、実は、一般の人が思っているよりも少ないのかもしれません。むしろ、医療本来の機能以外の側面で役に立ってしまうことのほうが多く、そのことが病気という行動を自発させている可能性もあることを自覚することも必要だと思います。

また、それほど治療が必要とはいえない、あるいは必ずしも症状や転帰が改善するとは限らない疾患であるにもかかわらず、疾患喧伝により早期の発見や治療の重要性が製薬会社や医療の専門家によって強調されすぎることで、突然、その病気の患者が急増することもあります。これも、一般の人が医療に対して過度の期待を抱いて、「専門家の言うことなら間違いない」と思ってしまうことの例なのかもしれません。

このような期待に応えるべく、私たち医療従事者は常に研鑽を重ねる必要があるのです。その一方で、医療はまだまだ期待されているほどには素晴らしいものとはいえないのだということも正直に伝えていく必要があるのではないでしょうか。そのような謙虚な態度こそが、新たな病気の出現を減らすことになるかもしれませんし、医療の発展につながるのかもしれません。

コラム　医療と「罰」——入院体験を交えて

２０２３年２月１日、私は、ある種の高揚感を抱きながら手術台の上に横たわっていたのであります……。

私は以前より僧帽弁《そうぼうべん》という心臓の弁がきちんと閉じずに、機能しない状態が続いていました。肺で酸素を取り入れた血液は、心臓の左心房から左心室へ送られ、左心室から大動脈を経て全身へ押し出されます。この左心房と左心室を隔て、血流を左心房から左心室へという一定方向に保つ役割を果たしているのが僧帽弁であります。私の僧帽弁はそれを支えている腱索《けんさく》という組織が断裂しており、閉鎖不全症を引き起こしていたのでした。僧帽弁が完全に閉鎖されないということは、一度左心室へ送り出された血液が左心房内へ逆流するということです。つまり、せっかく酸素を取り入れた血液が十分に全身に送られなくなっていたのです。残念ながら、断裂した腱索は自然には元に戻りません。そこで手術によって、僧帽弁が完全に閉鎖するようにしなければいけなくなった次第です。

というわけで、これから心臓の手術を行うことになっているのですが、手術への恐怖感などはまったくなく、むしろ、麻酔によって自分の意識が消失していくという初めての経験がどのようなものかをしっかり確認してやろうという意欲に溢れていました。いつまで経っても、探究心が旺盛な医者でいたいものです。

さて、麻酔科のドクターの「ちょっとチクッとしますよ」の声とともに、太めの針が刺されました。普段なら「チクッどこじゃないだろ?」と心のなかで毒づく私も、今日はちっとも気になりません。期待のあまり、ついつい「全然、大丈夫です~」と満面の笑みで愛嬌を振りまく始末であります。

さて、点滴がセットされ、待ちに待った麻酔の開始ですよ。麻酔薬が静脈を通じ、身体のなかに入れられると、急激に脳にモヤがかかるような感じが広がります。「あ、こういう感じね。眠くなるのとはまったく違う……」とここで意識は消失いたしました。

ぼんやりとではありましたが、気がつくと、集中治療室(Intensive Care Unit:ICU)のベッドの上でございました。喉のなかには人工呼吸管理のための気管チューブが入れられている(これを挿管といいます)ため声は出せません。また、身体のあちこちからは術後の管理のためのチューブが生えていました。通常であれば、意識が戻って、呼吸が問題なければ気管チューブは抜かれる(これを抜管といいます)はずです。手術前の私も当然、すぐに抜管されると思っていたのですが、手術後に左肺がうまく機能せず、十分に酸素が供給されません。結局、抜管されたのは術後3日目となってしまいました。つまり、口を常に開いたまま気管チューブを入れられ、飲食もできず、会話もできないまま3日間を過ごすこととなったのです……。

◆「罰」という用語

行動分析学にpunishmentという言葉があります。これは、ある行動の結果が、将来、その行動を自発させる可能性を減少させることであります。たとえば、あるラーメン屋で注文したラーメンが悪い意味でとんでもない味であれば、今後、その店でラーメンを注文する可能性は低くなるでしょう。三項随伴性と随伴性ダイアグラムの例を図c−1に示します。

かつては、これは「罰《ばつ》」といわれていました。しかし、今では「弱化」といわれます。なぜ、罰ではなく弱化と呼ぶようになったのでしょうか。その一因は、罰という言葉のイメージがよろしくないということでございます。罰という言葉には、仕置き、懲らしめなど、あまりよくないイメージがつきまといます。また、読み方が変わりますが「罰《ばち》が当た

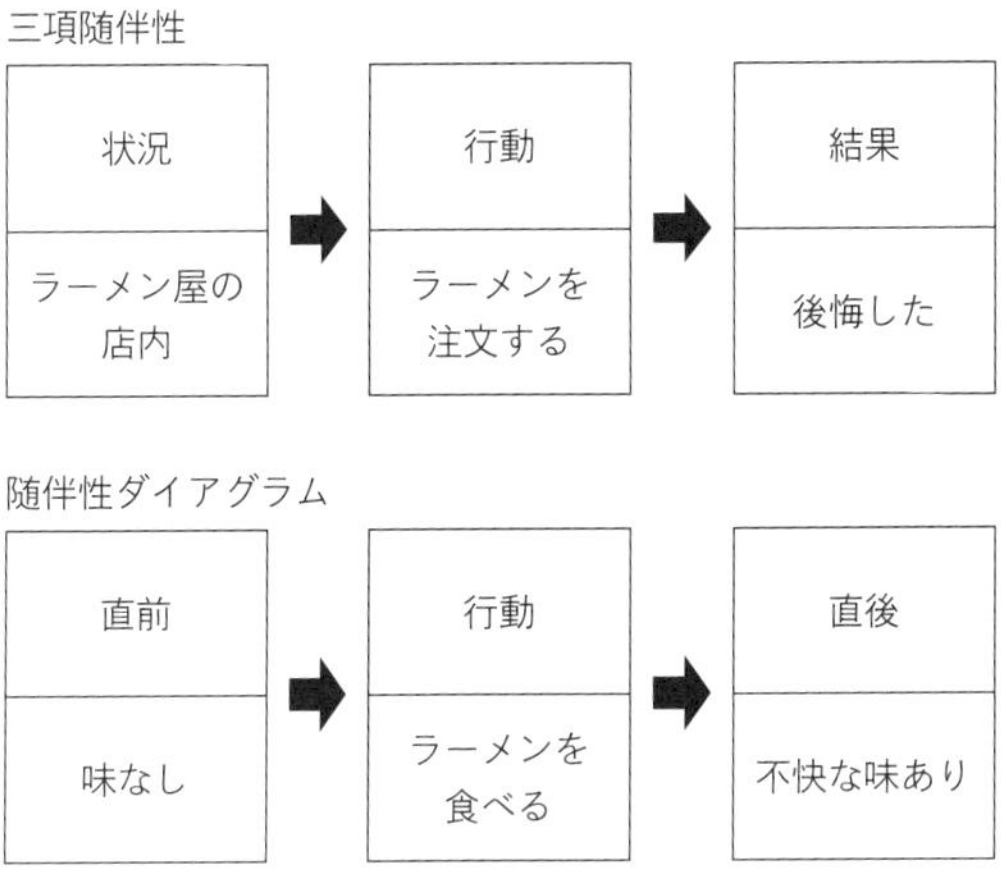

図c−1　ラーメンを注文したらとんでもない味だったときの三項随伴性と随伴性ダイアグラム

る」というと、神仏が悪事に対する報いとしてお与えになる仕打ちということになってしまいます。つまり、罰という言葉は、罰を与えられた対象の人間性を否定するようなイメージを内包しているのです。そのために、ある行動に対して、その自発頻度を下げるだけであるはずの単なる操作が、あたかもその人に対する仕置きのように捉えられてしまうことを危惧して、呼び方を変えたという側面がございます。

本コラムのタイトルにはあえて「罰」という表現を使っていますが、ここまで説明した通り、罰という用語の使用は現在では好ましくないとされています。したがいまして、ここで「医療で弱化される行動」医療で弱化する行動」と修正させていただきます。あえて罰という表現を用いたのは、この言葉から浮かぶものをイメージしていただいたほうが、用語が変更された理由を理解していただきやすいのではないかと考えたからであります。とても戦略的なやり方だと、自画自賛しております。

◆医療における強化と弱化

弱化は弱化子の提示あるいは強化子の除去によって成立します。ここであらためて、「強化」「強化子」「弱化」「弱化子」という用語について確認しておきましょう。

ある行動の結果、その行動がより増えたり強まったりすることを、行動分析学では「強化」といいます。そして、行動の結果出現し、その行動を強化する刺激を「強化子」といいます。

また、ある行動の結果、その行動が減少したり弱まったりすることを「弱化」といいます。そして、行動の結果出現し、その行動を弱化する刺激を「弱化子」といいます。

強化子が出現することで強化されることを「提示型強化」、弱化子が出現することで弱化されることを「提示型弱化」といいます。また、行動の結果、強化子や弱化子が消失することもあります。強化子が取り除かれることで弱化されることを「除去型弱化」、弱化子が取り除かれることで強化されることを「除去型強化」といいます（図 c－2）。かつては、提示型強化は「正の強化」、除去型強化は「負の強化」、提示型弱化は「正の罰」、除去型弱化は「負の罰」といわれていたのですが、正の罰を負の強化と間違えるなど、どうも用語の使い方に混乱があったようです。

	出現	消失
強化子	提示型強化	除去型弱化
弱化子	提示型弱化	除去型強化

図 c–2　強化子、弱化子と強化、弱化の関係

さて、冒頭の私の手術前後の様子でありますが、弱化されてもおかしくない場面がいくつもありました。たとえば、腕を差し出す行動に「チクッどこじゃない」針を刺されることが随伴するというのは、痛みが弱化子である私にとって、弱化子の提示であります。しかし、今後、また手術をすべき状況になれば、私は喜んで腕を差し出すでしょう。これは、弱化ではなく、まぎれもなく強化ということになります。なぜ、弱化子が提示されているのに強化されるのでしょうか。

それは、弱化子の提示を上回る強化子の提示があったからであります。この場合でいえば、針を刺されることで点滴が可能になり、麻酔薬を注射されることが可能となります（図 c－3）。私にとって、針を刺される痛みを避けることよりも、点滴されることの価値のほうが高いた

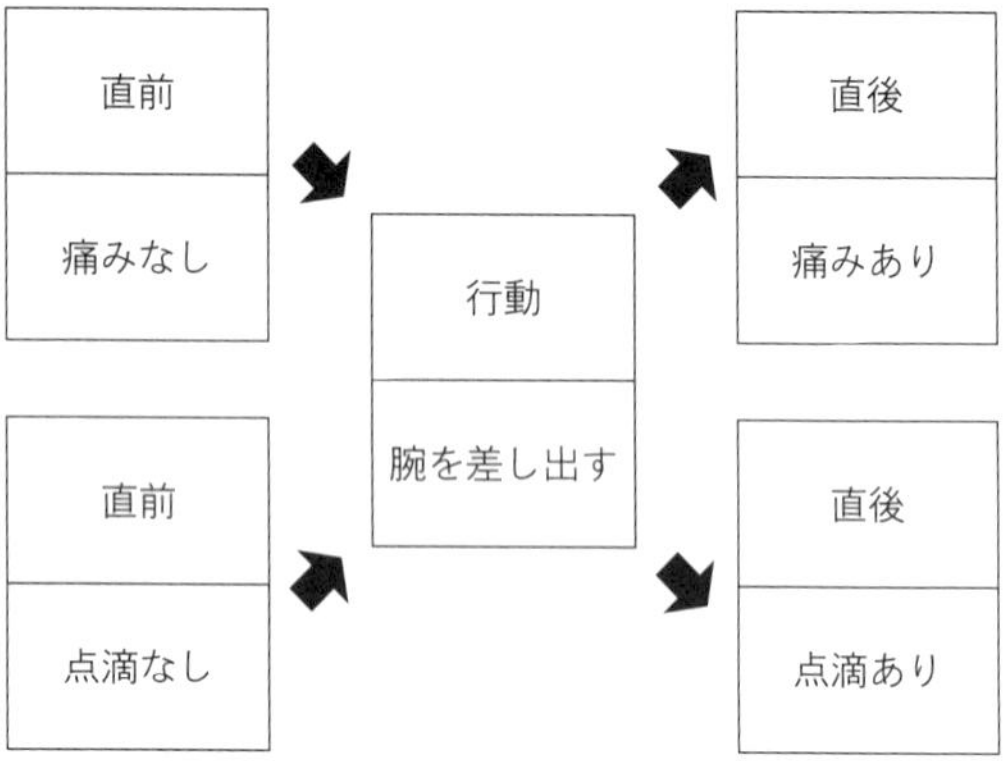

図 c-3　腕に点滴の針を刺される際の、腕を差し出すという行動に関する随伴性ダイアグラム

め、強化されることになるのです。挿管も同様であります。三日間の苦行は肺に酸素を取り入れるうえでやむを得なかった治療であります。挿管しなければ、私は十分な呼吸ができず、場合によっては死に至っていたかもしれません。挿管は弱化子の提示でありますが、死というさらに強力な弱化子を除去する強化となるのです。当然ではありますが、今後また同じような状況になれば、私は喜んで挿管による呼吸管理を選択するでしょう。いや、ちょっと待ってください。どうでしょうね……少なくとも喜びはしないですね。

ここまでは、説明を単純化するために、ある行動について一つの随伴性しかお示ししませんでした。しかし、日常の行動とは二つ以上の随伴性によって行動がコントロールされていることがほとんどであります。とくに医療における弱化を考える際には、弱化子の提示、強化子の除去だけでなく、強化子の提示あるいは弱化子の除去というものも考えなければならないのです。

◆意図した弱化

このように、検査や治療が多くの場合に苦痛を伴うことは、経験されている方も多いでしょう。医療者としては、できれば患者に苦痛を与えたくはないのです。しかし、弱化子の提示を上回る、強化子の提示や弱化子の除去が期待できるからこそ、その行動を選択することになるわけです。

ところが、強化子の提示や弱化子の除去がなく、ただ患者に弱化子を提示するだけの行動を選択する場合もあります。その代表が診察場面での態度です。私自身、患者となって気がついたのでありますが、患者は医療者にあれこれ話しかけたいものなのです。診察中にいろいろと尋ねたいこともあります。幸いにも私の主治医は熱心に話を聞いてくださり、その都度適切な処置をしてくださいました。ありがとうございます。そして、病棟で対応する看護師さんも熱心に話を聞いてくださり、いつ号泣してもおかしくはないほどの苦痛を軽減してくださいました。本当にありがとうございます。おかげさまで、術後に深刻な状態になったにもかかわらず、こうして、締切を大幅に過ぎてはいるものの、原稿を書けるまでに回復することができました。もし、主治医が話を聞いてくださらず、看護師さんもぶっきらぼうな対応だったら、私は喉に管を入れた状態でも退院して、他の病院に移るという選択をしていたかもしれません。

外来だってそうです。患者の話をほとんど聞かず、不機嫌そうな顔をして「黙って私の質問だけに答えて」などと言う医師を何人も見てきましたが、そのような対応をとられてしまう

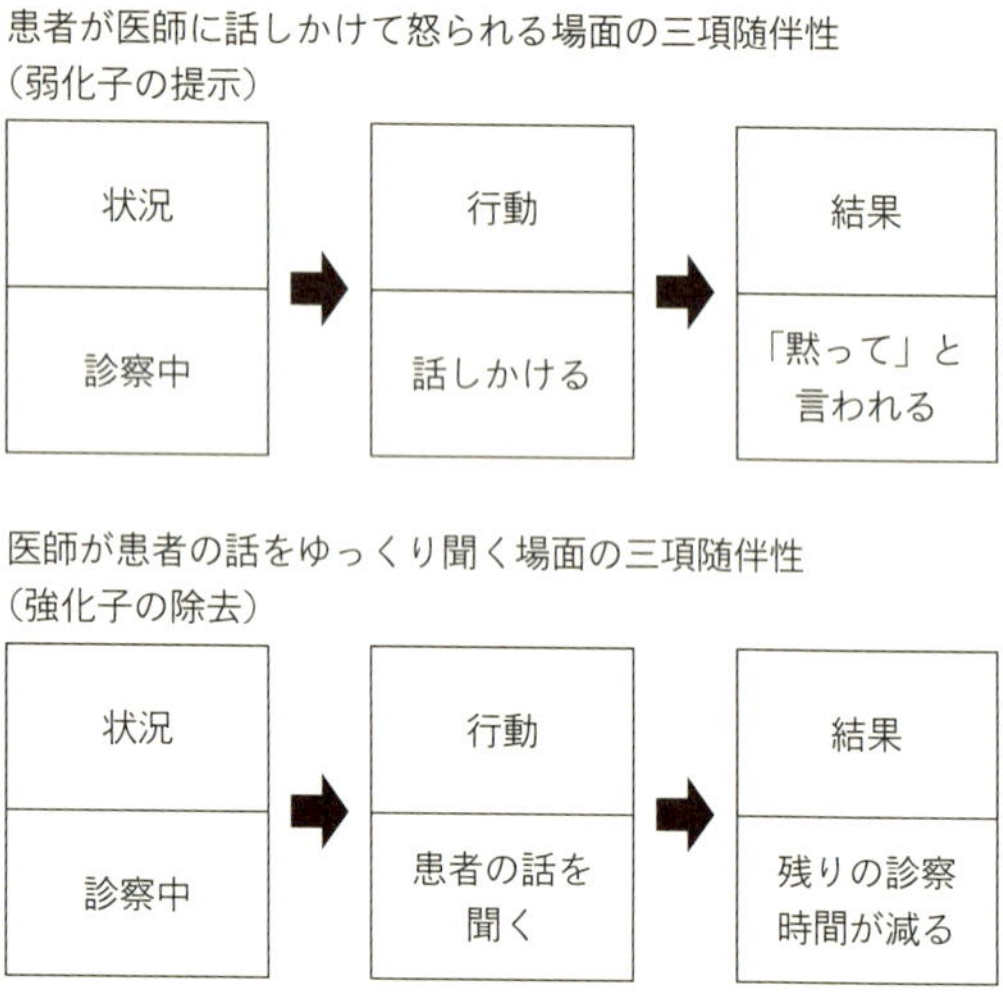

図 c–4　診察中の二つの場面における三項随伴性（いずれも行動の弱化となる）

と、患者は質問を自発することはできず、「ただ薬をもらえればいいや」という気持ちで通院することになるかもしれません。こうした場合は、患者からすれば、まさに「罰」であります。いや、本人は悪くないので「罰」というより「災難」であります。医師の側からすれば、一日で何十人も診察しなければならないので、一人にあまり時間をかけて診察できないという事情もおありでしょう（図c－4）。しかし、患者にとってはたった一人の主治医であるということは肝に銘じておきたいものです。

ここで重要なのは、医療者が弱化子を提示する多くの場合、その背景に残りの診察時間などといった強化子の除去を避ける機能があるということです。問題なのは、医療者にとっての強化子が、患者にとっては何の機能ももたないものであるということなのです。

◆弱化が弱化でなくなるということ

このように医療における多くの場面で、弱化する、弱化されることがありますが、弱化が弱化でなくなることもあります。

術後、私の心臓は発作性上室性頻拍を起こしました。心臓は電気の流れで収縮をするのですが、その電気の流れは決まったルートに従っています。ところが、発作性上室性頻拍では、正常な電気刺激の通り道以外に別の通り道ができてしまい、それが回路となり、その回路を電気刺激が通ることで脈が速くなるのです。この別の回路を電気がグルグルと巡り、心臓を刺激し続けることをリエントリーと呼ぶのですが、ベッドから起き上がった途端、突然、このリエントリーの状態になってしまったのでした。しかも、この頻拍は時間が経っても改善せず、脈拍が160～200台の状況が続き、早急に改善しなければならなかったのです。何種類かの薬を試してみたものの、いっこうに脈が正常に戻る気配はありませんでした。

そこで、ある薬を持続点滴するという治療を行いました。数時間かけて、注射器一本分の点滴を終えたのですが、脈は一向に改善しません。その間、ベッドから離れることはできず、ただひたすら横になっているだけでありました。一本分の点滴を終えて終了かと思っていたら、さらにもう一本分の点滴が開始されました。私はそのとき、思わず「効果が出てないのにまだ続けるんですか？」と、点滴の交換に来た看護師さんに尋ねてしまったのです。すると看護師さんはすまなさそうに「効果が出ないのに、ずっとこのままというのはつらいですよね」などと、慰めの言葉をかけてくださいました。さらに、「このまま点滴を続ける必要があるのか、先生にも確認してみますね。でも、頻拍をなんとかしようと先生方も一生懸命考えてくださってますから、安心してくださいね」とも言ってくださったのです。

そのときです、不思議なことに、それまで弱化子だった持続点滴が、何の機能ももたなくなったのです。もちろん、効果が出ないので強化子ではありません。しかし、それまで弱化子であったはずのつらさが消失し、私にとって、「ただ腕につながっている点滴」になったのでした。さらに不思議なことに、看護師さんの言葉でホッとしたためか、やっと薬が効果を示したのかはわかりませんが、突然、脈が元に戻ったのです。この経験から、私は看護の素晴らしさ、重要性というものをあらためて実感することになりました。また、言葉一つで弱化子が弱化子として機能しなくなるということも経験したのです。経験するって大事ですね。

◆入院して考えた「医療とは何か」

2週間あまりの入院でありましたが、実にさまざまな経験をさせていただきました。この経験は今後の診療に大きな影響を与えるでしょうし、行動分析学を考えるうえでも大いに参考になった出来事でした。

医療とは医師と患者だけで成立するものではありません。看護師、薬剤師、検査技師、栄養士、理学療法士などの専門職以外にも多くの方々がかかわって成立しているのです。こうした方々に支えられたからこそ、術後、「こりゃ、けっこう、やばいかな?」と私自身も医療関係者も少なからず考えた私の体調が驚くほど改善し、終わってみれば、当初計画されていた通りの退院日を迎えることができたのであります。入院中お世話になったすべてのみなさまに、この場をお借りして、あらためてお礼を申し上げます。本当にお世話になりました。みなさまのおかげで、今、とても順調な回復をしており、筋トレなんてしちゃって、マッチョになりつつあります。

かつて、私の心理学の師匠の一人である佐藤方哉先生は「随伴性とは縁である」とおっしゃいました。行動分析学の創始者であるスキナーへの追悼文として書かれた論文の副題として記された言葉であります(1)。この論文では、随伴性が縁であるとはどういうことかについてはまったく触れられてはいません。しかし、その一言で随伴性とは何かを考えさせる、とても素敵で、深い言葉であります。私が医師としての活動のなかで常に意識してきた言葉でもあります。

そんな私が「医療とは何か」と問われたら、大変に畏れ多いのですが、このように言わせていただきたいと思います。

「医療とは円である」

おっと、間違えました。

「医療とは縁である」

終　章　医療の世界で生きる、生かされる

――医療という行動

◆逸脱とは?

「どうして医師になったのですか?」「どうして精神科を選んだのですか?」

今までに何度となく、このような質問をされてきました。その都度、当たり障りのない回答をしてきたのですが、実際のところ、自分でもよくわからないのです。

振り返れば、医学部に編入する前に通っていた大学院の修士課程1年の時点では、将来は、どこかの大学で実験的行動分析の教員になるのだろうなと思っていました。たぶん、医師になることを考え始めたのは、修士論文の作成にあたり、「本能的逸脱（instinctive drift）」について研究しているときだったのではないかと思います。本能的逸脱とは、学習され、強

化された行動が、次第に生得的な行動に戻っていく傾向のことです。たとえば、ブタに、木製のコインを箱に入れるという行動を学習させます。すると、ブタがコインを箱へと運ぶ行動が次第にゆっくりとなり、コインを鼻で引っかき回すという行動を繰り返すようになることがあるのです。また、コインを空の容器に落とすという行動を強化したアライグマは、そのうちに、コインを落とさずに、あたかも水が入っている容器にコインを浸すような仕草を始めます。そして、コインを引き出し、こすり合わせ、また浸すという行動を示すことがあります。[1] まさしく、アライグマ！

これらは、強化随伴性が適切であれば行動は維持されるものと考えていた私にとって、衝撃的な現象でありました。同時に、「逸脱」という現象への思慕が心理学を学ぶきっかけであったことも思い出し、病気は生命機能からの逸脱と考え、医学への興味が湧いてきました。まぁ、今となっては、病気が逸脱と考えるとは、なんと愚か者だったことか……。

◆病気は逸脱か？

さて、病気とは逸脱であると言って、本当によいのでしょうか？

逸脱とは、ある基準や規範から外れていることを指す言葉です。具体的には、社会的な規範や倫理的な基準、あるいは法律や規則に反していることを表します。また、一般的な期待や予想から外れていることを意味することもあるでしょう。

たとえば、社会的な規範に反する行為として、嘘をついたり、ものを盗んだり、暴力を振るったりすることが挙げられます。倫理的な基準に反する行為としては、夜中に大声で騒ぐ、環境の破壊、原稿の締切を守らないなどが挙げられるでしょう。また、法律に反する行為としては、交通ルールの違反、窃盗、強盗、詐欺、傷害、殺人など刑法に定められた行為もあれば、医師でないのに医業をするという、医師法17条に違反する行為もあります。医業とは、「当該行為を行うに当たり、医師の医学的判断及び技術をもってするのでなければ人体に危害を及ぼし、又は危害を及ぼすおそれのある行為（『医行為』）を、反復継続する意思をもって行うこと」(2)と解釈されています。

逸脱の程度や影響、ときには逸脱であるかどうかも、状況や社会的背景によって異なります。たとえば、本能的逸脱は生物学的にはごく普通の行動かもしれませんが、強化された行動という文脈では逸脱になってしまいます。

さて、病気に目を向けてみましょう。たしかに、病気とは、人や動物の身体やこころに生じた障害や異常を指し、生物の正常な機能や状態から外れているという意味では逸脱と見なせるかもしれません。病気は、環境や遺伝子などの要因によって引き起こされることがあり、患者が本来もっている正常な生理機能や生体反応を妨げ、生命や健康に悪影響を与えることがあります。とはいえ、発熱や咳嗽など、生き物としての正常な反応と考えられる症状もあるでしょう。病気には多くの種類があり、感染症やがん、心臓病、糖尿病、自己免疫疾患など、身体的なものから心理的なものまで多様です。

ところで、「逸脱」と似た言葉に「乖離」があります。乖離と逸脱は同じような意味をもっていますが、微妙な違いがあるようにも思えます。乖離とは、背き離れることを意味します。つまり、何らかの要因によって、本来の状態や目的から離れてしまった状態であります。逸脱も乖離も正常な状態から外れたことを表すのですが、一般的には逸脱のほうが、法律や規則、倫理的な基準から外れたことを意味する言葉として用いられ、乖離は、より抽象的な観点から、ある規範や目的から外れたことを表す場合に用いられることが多い印象を受けます。とすると、逸脱のほうが、乖離よりも人の都合によって定義されるものだといえるのではないでしょうか。つまり、病気は逸脱ではなく、本来の正常な状態からの乖離であるというほうが適切かもしれません。

◆医療における逸脱

では、医療における逸脱とは何でしょうか。

これは、病気のことではなく、医師や看護師など医療従事者が、医療の規範や倫理、あるいは法律に反して行動することと定義させていただきます。当然ではありますが、そのような行動は、患者の健康や治療結果に悪影響を与えるものです。具体例としては、医師が診療報酬目当てで必要のない医療行為をする、医療従事者が患者のプライバシーや意思決定権を侵害する、医療器具や医薬品の使用に関する規則を守らず患者を危険にさらす、自分自身の利益のために患者の治療方針を変更することなどが考えられます。

これらの逸脱が起こると、患者が十分な医療を受けられなくなる可能性があり、健康被害や生命にかかわるリスクが生じます。したがって、医療の逸脱を防止することは大変に重要であります。医療機関では、医療の規範や倫理的な基準を確立し、医療の専門家への教育や指導を行うことが必要となるのです。また、医療の専門家である以上、倫理的な観点を常に意識し、患者の利益を最優先に考えた行動をとることが求められます。

◆「医療の世界で生きる」という行動

「医療の世界で生きる」とは、患者の健康や生命にかかわる重大な責任を負い、専門的な知識や技術によって、そうした責任を果たすことが求められるということです。医療従事者は、医学的な専門知識をもって、病気の診断、治療、予防、看護、支援などを行います。また、患者やその家族とのコミュニケーションを通じて、病気に関する情報や心理的な支援を提供することも求められます。

さらに、医療の世界で生きる者は、単に専門知識や技術だけでなく、倫理的な観点からの責任も負います。医療従事者は、患者に対し、最良の治療を提供するために、患者の個人情報やプライバシーを保護し、治療に関する情報を適切に伝え、選択肢を提供する必要があります。また、患者の状態や人格を尊重し、公正かつ正確な判断を下すことも求められるのです。

このように、医療の世界で生きることは、医療従事者として多くの責任を負い、倫理的な観点からの判断が必要となることを意味します。医療従事者は、専門知識や技術を習得するだけでなく、倫理的な考え方やコミュニケーション能力など、人間的な側面にも注力する必要があるといえるでしょう。

では、なぜ、こうまでして医療の世界で生きることを続けているのでしょうか。言い換えれば、「医療の世界で生きる」という行動の強化子は何でしょうか？

◆「医療の世界で生きる」という行動の強化子

医療従事者がこのように厳しい環境のなかでも「医療という行動」にかかわり続けることができる理由としては、以下のようなものが考えられます。

まず、使命感や責任感です。医療従事者は、患者の命や健康を守るための重要な役割を担

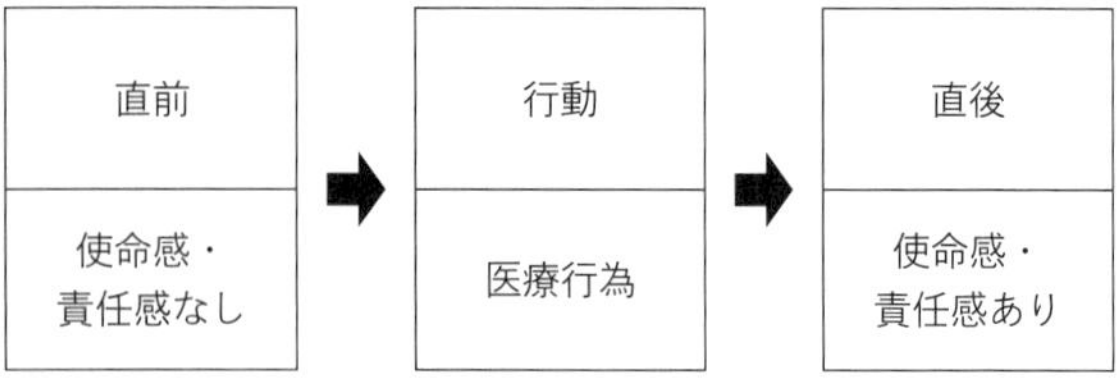

図11-1　使命感や責任感が強化子とした場合の医療行為に関する随伴性ダイアグラム

っています。この使命感や責任感から、患者のために尽力することにやりがいを感じ、モチベーションを保ち続けることができるのです。

ここで注意が必要なのは、使命感や責任感は強化子ではないということです。もし、強化子だとしたら、図11－1のような随伴性ダイアグラムになってしまうでしょう。このように、使命感や責任感が医療行為により出現することは考えにくいのです。というか、そのような医療従事者にかかわりたいとは誰も思わないでしょう。であるとしたら、使命感や責任感は強化子ではなく、「動機」と考えたほうがよさそうです。動機とは、行動生起における直接の内的な原因を指す心理学用語であります。そして、その行動を生起、維持させる内的な過程を「動機づけ」と呼びます。

「行動②　検査」で触れたように、行動分析学では、行動を生起させる機能を内的な事象としてではなく、行動に先行した事象として考えます。そして、このような先行事象を「確立操作(establishing operation)」として定義します[3]。そうすると、使命感や責任感は強化子というよりも、確立操作にかかわることだと考えた

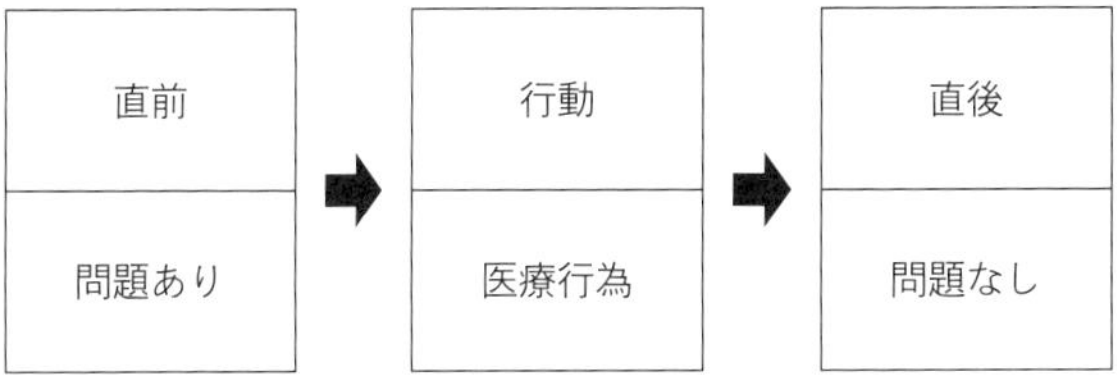

図11-2　問題が弱化子として機能した場合の医療行為に関する随伴性ダイアグラム

ほうがよさそうです。たとえば、問診は診断するうえで欠かせない行動ですが、責任感がない問診と責任感がある問診を比べたときに、どちらのほうが強化力が強いかは言うまでもないでしょう。このように考えると、「医療という行動」においては強化も大切ですが、それ以上に確立操作が大切なのかもしれません。

「医療という行動」にかかわり続けることができる理由として、他には、チームワークというものが考えられます。医療現場では、多くの場合、チームで働くことが求められます。同僚と協力し合い、ともに問題を解決することで、困難な状況でも「医療という行動」を維持することができるのです。問題の解決は強化なのですが、この強化は問題という弱化子が消失することによるものと考えられます（図11－2）。

自己実現や成長につながるという点も大切でしょう。医療関係者は、自分自身が成長し、専門知識や技術を身につけることで、よりよい医療サービスを提供することができるようになります。よりよい医療サービスを提供できるということは、医療行為における強化子であり、その結果、自己実現や成長ができることは「医療という行動」のさらなる強化につながることでしょう。

ここで、医療における確立操作に関して不思議な点が考えられます。使命感、責任感はたしかに確立操作であり、よりよい医療サービスを提供するという強化子の機能を高めるものです。確立操作には飽和化と遮断化があるという話をしましたが、行動を継続させるという強化子の機能を高める操作は遮断化となります。しかし、使命感や責任感は決して遮断されるものではないですよね？「医療という行動」によって、よりよい医療サービスを提供できたという強化子は、提示されればされるほど、使命感や責任感によってさらに強化力を増すようにも思えるのです。この点は、従来の行動分析学の枠組みでは説明が難しいのではないでしょうか。あるいは、私の分析や知見がまだ浅いのかもしれません。いずれにしろ、「医療における随伴性」というのは興味深いテーマであり、これからの医療を考えるうえで、とても重要なものとなるはずです。

患者からのフィードバックも極めて強力な強化子です。多くの医療関係者、あるいはそれを目指す者にとって、感謝の言葉や励ましの言葉は重要な強化子として機能していると思われます。医療現場は、ストレスやプレッシャーが常に出現する環境であります。しかし、チームからの支援や理解を受け、問題を解決し、患者からのフィードバックを得ることで、「医療という行動」を維持することが可能となるのではないでしょうか。医療の世界で生きるとは、このような随伴性に身を置くことであり、それによって「医療という行動」をよりよいものにすることができるのであります。

◆「医療で生かされる」とはどういうこと？

「医療で生かされる」という表現には、二つの異なる意味が含まれると思います。一つは、病気や怪我を治療することによって、生命を維持すること。もう一つは、医療が個人や社会の健康、あるいは生活に重要な役割を果たしていることであります。

病気や怪我を治療することによって生命を維持するという意味で、医療は必要不可欠なものであります。それだけではなく、医療は、健康や生活の質を改善することもできるのです。個人や社会の健康や生活に重要な役割を果たしている医療は、現代社会にとってなくてはならないものといえるでしょう。医療は、疾病を扱うだけでなく、健康や、ときには美容に関すること、医療システムや医療政策など、多岐にわたる問題を扱っています。医療は、個人の生活や健康に加えて、社会の経済的、政治的、文化的な側面にも影響を与えるのです。

このように、「医療で生かされる」という表現は、医療が生命を維持することに加えて、人々の生活や健康に欠かせない役割を果たしていることを示しています。医療で生かされる行動とはどういうものなのかと考えたときに、実は、ほとんどの行動がそれに当てはまると見なすこともできるのです。医療は個人の病気や怪我を治療するだけでなく、社会全体の健康や福祉にも貢献し、その結果として、私たちは日常生活を維持することができるわけです。今まで医療を受けたことなどないという人もいるかもしれませんが、私たちの衣食住を可能にしてくれる人たちは医療の恩恵を受けているかもしれません。コラムのなかで「医療とは縁である」と書かせていただきましたが、やはり、医療とは縁だなと痛感します。

「医療という行動」とは、未来に向かって、さまざまな縁を繋ぎ続けることに他ならないのです。

[対談]

病気をみるな、システムをみよ!

蒲生裕司

東　豊

ひがし・ゆたか　龍谷大学心理学部教授。博士(医学)。専門はシステムズアプローチ、家族療法。臨床心理士、公認心理師。著書に『セラピスト入門』『新版　セラピストの技法』『リフレーミングの秘訣』(いずれも日本評論社)、『新しい家族の教科書』(遠見書房)他多数。

◆二人の共通点

――今日はお二人ともよろしくお願いします。蒲生先生、今日も格好いいTシャツですね。

蒲生　今日は『エクソシスト』ですよ。

東　いいねえ。いつもうらやましいなと思ってね（笑）。

蒲生　昔、GUで買ったやつです。何だか普通の服は似合わないので、もう諦めてるんです。周りの先生みたいな襟付きの服を着ると、お茶屋さんの前で倒れているとか、ろくなことにならないです。

東　といっても今日は動画じゃないもんね、活字ですよね。何から話しましょうか。

――じゃあ、まずは取っかかりとして、原稿を読まれた東先生の感想など……。印象に残ったところとか、いかがでしょう？

東　いやいや、とっても面白く読ませてもらいましたよ、クスクス笑いながら。でもたぶん、原稿書くのきつかったんだろうなと思いながら……。

蒲生　きつかったですよ。泣きながら書いてました（笑）。

東　締切に追われている感が滲み出ているもんね（笑）。それとね、僕も学習心理学出身ですけど、用語が昔とずいぶん変わってることに気づいた。僕らの若いときみたいに「正の強化子」「負の強化子」とかもう言わないんだ。

蒲生　そうですね。原稿にもチラッと書きましたけど、結構、混乱して使ってる人がいて。たとえばアルコール依存症で、いろいろと問題があるにもかかわらずお酒を飲み続けるのを「負の強化への抵抗」などと言う人がいるんです。本来であれば「弱化」なのに「負の強化」とごちゃ混ぜになってしまっている……。

東　それ、よくやるんだよね。

蒲生　出現するのが「正」、しないのが「負」なんですけど、ネガティブな事象を「負」って捉えてしまう。そういう混乱もあるんで、「好子」「嫌子」という用語を、私の行動分析学の師匠の一人である佐藤方哉先生たちと作ったんです。私が慶應義塾大学にいたときですね。ただ、実験系の人たちは、「好む／嫌う」ってなんとなく感情的なニュアンスが入るんで、行動分析にふさわしくないんじゃないかっていうことで、「強化子／弱化子」って言います。私も強化子、弱化子を使っています。

東　僕はそういう新しい用語を知らなかったんだけど、わかりやすく、混乱が起きないように書いてあるなと思いましたね。

蒲生　ありがとうございます。考えると、東先生と私って結構共通点があるんですよ。二人ともスタートは学習心理学、行動理論じゃないですか。で、東先生は九州大学の心療内科をはじめ、医療の世界にも長く身を置かれて、二人ともサイコセラピーを実践しています。

——東先生は、今は龍谷大学で臨床心理学、とくにシステムズアプローチや家族療法を教えておられ、さらには「P循環療法」などの独自の手法も発表されていますが、「行動」といった観察可能な世界とはちょっと距離がありますよね。そのへんは、先生のなかでどのように共存しているんでしょう?

東　僕はもともと動物実験とかやってて、目に見えるものしか信じてなかったんですよね。観察して、仮説検証していくことが非常に大事だと叩き込まれて、それがベースです。今でも学生に教えるときは目に見えるものしか相手にしないですよ。この前も、ゼミである学生が、「このクライアントとセラピストは無意識でつながってたんじゃないでしょうか」とか言うもんだから、「そんな意味不明な説明をするんじゃない!」って怒ったりして(笑)。

ただ一方で、それだけで世の中割り切れるものでもないとあるときから思うようになって、それこそ「P循環」みたいな、ちょっとスピリチュアルな方法も提唱してはいます。でもそれはたった一つの「枠組み」であって、その中身自体の研究や教育に取り組もうとか、それればかりで臨床をやろうとかは、全然思わないですけどね。そこまで熱心ではない(笑)。

——なるほど。蒲生先生はそのあたりいかがでしょう?

蒲生　私はもともとユングに興味があって心理学を学び始めたので、神秘主義みたいなものも好きだったんです。でも、学部在学中のあるときから、バリバリの行動主義になって、個体の内的な側面は全然考えないというスタンスになったんです。卒業論文も修士論文もデンショバトを使いましたし。それで、修士課程の修了後に医学部に入り直して、脳の勉強とかもして、心理学の「無意識」などの概念を、自分のなかから捨て去ってた時期があったんですよね。

それが変わったのは、催眠で有名なミルトン・エリクソンを知ってからだと思います。そうはいっても、私の思考の基本的なオペレーション・システム（ＯＳ）が行動分析学なのは間違いがなくて、そのＯＳの上で、催眠とかブリーフセラピーとか神仏とか占いとか呪《まじな》いなどがアプリとして動いているという感じでしょうか。

東　よく似てるね。臨床では、結局プラグマティズムだよね。使えるものは何でも使う。神仏もハマる人にはハマるし（笑）。

蒲生　神仏は、たとえば「もう誰も信じられない」となったときに、じゃあ拝むだけ拝んでみようか、みたいな形で、変化を起こすためのきっかけとして使わせていただくことがありますね。ただ、のめり込んじゃうと非常に怖いんですけれど。

東　そうだね。生半可に知っててもダメで、怖さもわかってないと危ないし、何より使う側が信じてないと効かないしね。

蒲生　ですよね。たとえば、私、漢方を使うんですけれども、同じ人に同じ処方をしても、「漢方も選択肢の一つだよね」と考えている医者と、「漢方こそが一番！」と考えている医者だったら、たぶん後者のほうがよく効くと思うんです。

東　間違いないでしょう。

――プラセボ効果ってやつですか。

蒲生　これが、プラセボだけでは語れない部分なんですよ。たとえば偽薬こそが何よりの薬と思って出す医者がいたら、実際のプラセボ効果以上の結果が出るんじゃないかという気もします。でも、それが逆に危険なところもあると思いますし、その塩梅が難しい。

東　コンテンツだけみて、コンテキストをみないと危ないよね。「絶対これしかない！」になっちゃうと、たしかに熱意とかの部分で効く人には効くと思うんですけど、相手をどんどんコンテンツにのめり込ませるという弊害が出てくる。

でもコンテンツ重視の人が、たまたま出会い頭のホームランでうまくいくと、それが強化子になっちゃうんですよね。

蒲生　そうなんです。原稿にも書いたのですけど、最初にあるやり方がうまくいくと、そのやり方が強化される。で、その後いろいろな事例にあたっていくと、だいたいはうまくいかないんだけど、ときどきまた成功したりする。そうすると間歇強化になるから消去しなくなっちゃう。しかも消去の過程でバーストが起こるものだから、その手法が激しくなってくるんですよ。そのあたりは要注意ですね。

◆治療は短いほうがいい？

——ちょっと本のお話をさせていただくと、最初の章は「受診」なんですけど、受診という行動を強めるためにお二人が考えておられることって、何がありますか？

蒲生　うーん……。というか、通院を続けることを重視するのは、あまりブリーフセラピー的ではないですよね。

東　うん。できれば一発でケリをつけるというのが、ブリーフセラピストの夢なんじゃないかな。継続したほうが医療経済的にはいいのかもしれないけど、基本的にセラピーの目標って、来なくさせることだからね。だから、患者さんが一度の受診で満足しましたってなれば大成功。もちろん例外はあるけどね。

蒲生　私、今、医療法人の理事やってるんで、自分の立場を考えるなら、やっぱり継続してもらわないと、ということになるんですけれども……。もちろん、必要に応じて終診にします（笑）。継続することの弊害もありますしね。医療って保険で賄っている以上は、継続させるということは、社会保険のお金とか税金をずっと投入し続けることになるわけで。

東　マクロでみたらそうなるよね。

蒲生　そのケースを継続させる必要があるかどうかの判断は、たとえば、患者さんの公費負担とか、諸々の手続きの更新、あるいは法的な部分などで医療につながっている必要もあるので、そのあたりも踏まえて考えなければいけないわけですが。もちろん、慢性疾患なのか急性疾患なのかもあります。そこをいかにきちんと線引きするかの判断が一番大事ですね。

——患者の立場からすれば、一回で終われば楽チンではあります。

蒲生　そういう人が多いとは思います。ただ、むしろ受診を続けたい患者さんもいるんですよね。医者は一回でいいと思っても患者さんはもの足りない、要するに診療以外の部分で受診という行動が強化されていることもある。医者に会うこと自体が強化子だったりとか。

東　桂文珍さんの『老婆の休日』って落語があるのよね。診療所に老人たちが集まって、みんなで世間話する。わあわあ楽しんで、それが一番のご褒美になってる。その落語のオチが、「最近、○○さん、来てはりませんなあ、どないしはったんやろ?」「病気になりはったそうですわ」という(笑)。

——病気になることにメリットがある、疾病利得とも関係してくるところでしょうか。

蒲生　当然、病気になればつらいこともいっぱいあるでしょうけれども、本人が自覚してない部分で、病気になるメリットがある方も多いと思うんです。たとえば、「私、○○病院の△△先生に診てもらってるのよ〜」みたいな形で、高名な医師の名前を出して、お友だちに自慢されたりする方もいるわけです。まあ、そこに何年も通ってるとしたら、それだけ治せてないって話になるわけですが……。

でも、本当は治ってるのかもしれないですよね。その人にとっては、その先生のところに通うことがステータスになっていて、通い続ける意味が出てくる。そこが強化されている。本当はそこまで含めてアセスメントしなきゃいけないんだろうという気はします。

東　そのへんのアセスメントにもこだわるのがシステムズアプローチかもしれません。

――簡単に治しちゃいけない、みたいなこともあるわけですか。

東　もちろん、「簡単に治しちゃいけない」というのを、治療者側の言い訳で使っちゃいかんですよ。それはいかんけど、やっぱり、各々に病気をしている事情というのがある。そこは十分汲み取らないといけないし、本人が納得して着地していくこと・変化していくことが大事で、そういう意味では急いじゃいけない。僕も若い頃に、痛い目にあってます。『セラピスト入門』という本の中にも書いたケースですけど、外出恐怖の女性にいわゆる逆説的な介入をして、すぐに症状はとれたんだけど、代わりにご主人がうつ病になってしまった。当時の師匠にすごく叱られましたね。「症状なんて、とろうと思ったら、いつでもとれる。大事なのはとるタイミングだ」と。

◆医療とシステムズアプローチ

蒲生　医療も結局システムだと思うんですよね。患者さんがいて、治療者がいて。そのシステムがうまくいっているときに治療もうまくいくんじゃないか。そう考えたときに、医療でも、システムズアプローチはかなり使えるんじゃないでしょうか。

東　システムズアプローチは、何も患者さんに焦点を当てなくていいからね。たとえば病棟というシステムに焦点を当てることもできる。入院中の患者さんって、病棟の人間関係、職員の人間関係が悪いと状態が悪くなることがありますから。医師と看護師、看護師同士が揉めてるとかね。職員の人間関係をよくするほうが、患者に直接何かするより、はるかに治療になったりします。

——ちょっと話がずれますけど、「医原性」って言葉もありますね。

蒲生　ふつう医原性と呼ばれるのは、医者が出した薬の副作用などで問題が起こるようなケースだと思いますけど、でも、何か問題を抱えてきた患者が、医者が放った一言のせいで悪化したとしたら、これも医原性ですよね。たとえば編集の仕事をしている人が、お腹が痛くて受診したときに、「編集なんて仕事やってたら胃が痛くなるのは当たり前だろ、治したかったらそんな仕事とっととやめなさい！」なんて言われたら、傷つくじゃないですか。で、もっと胃がひどくなったら、それは医原性かもしれませんね。

東　今、蒲生先生が出された例はわかりやすい。誰からみても、「ひどいな、この医者は」と思える。でも、もっと地味なやりとりがいっぱいあるんですよ。もちろん自分自身も含めてだけど、何気ない会話を通して患者や家族を傷つける。相手はそれに反応して状態が悪くなったり攻撃的になったりする。するとその場合、「患者が悪い、家族が悪い」というふうに意味づけてしまうことがままある。ご存知の通り、システムズアプローチは円環的に現象を捉えるから、実のところ原因も結果もないわけでね。どちらも原因であり結果でもある。人によってどこで句読点を打つか、どうパンクチュエイトするかによって、「ものは言いよう」となる。だから、ある現象に対してたとえば「抵抗する患者」とか「非協力的な家族」だとか言うのはもうやめて、「すべて治療者側が引き起こした現象だ」とこっちで全責任を引き受けてしまったらいいんですよ。「本当のところはどうなんだ?」なんてことにこだわらず、全部こっちが原因だとパンクチュエイトしてしまう。そうすることで治療者としての腕も上がる。上げようと努力する。相手の問題にしている限りいくらでもサボれますからねえ(笑)。ただ、医療訴訟とかそういう問題が絡んでくると、難しいところがあるんだけど。

蒲生　東先生のおっしゃること、よくわかるんです。最近、責任をとることを過剰に恐れる医療者が増えているような気がします。それはやっぱり訴訟が背景にあるからだと思うんですね。医師不足みたいな話もあるんですけど、いろいろな責任を負うリスクが高い医療機関ではみんな働きたくないということも、たぶんあると思います。そういった意味では、東先生がおっしゃるように、まず医者が全部引き受ける、というベースをしっかり作ったうえで、法的な線引きみたいなところを考える必要があるんじゃないか。逆に、責任を負うからこそ、しっかりとした医療ができるんじゃないかとも思います。

◆白衣の意味

蒲生 本文の中で「医療とは円である」と書きました。冗談として使った表現だったのですが、さっき東先生が「医療も円環だ」とおっしゃるのを聞いて、本当は「円」で合ってるのかもしれないいな、と。

――入院体験のところですよね。あそこは全体のなかでもとくに印象的なエピソードでした。看護師さんの言葉がきっかけで……。

東 心理療法のエッセンスの一つかも。蒲生先生もうまいこと受け止めたね。

蒲生 看護師さんの対応で、ガラッと変わった体験でした。看護ってすごいなと思いましたね。入院したおかげで治療者としてのものの見方が変わって、いい経験しましたね。

東 なかなか自分がクライアント側になることってないからね。

蒲生 はい。これまでは、医療という行動が、「治療者だから」というルール支配行動だったものが、随伴性により強化された行動に変わった瞬間といえるかもしれません。その背景には、人の心の機微があるものだなと……。

東 「共感しなさい」とか「患者の痛みを理解しなさい」とか、普段からよく言われているけど、やっぱりどこか実感に基づいてなかったのが、そのときの入院で主客逆転し実体験できた。すごくいい経験。もう世の中の治療者全員入院したらいいね（笑）。

蒲生　臨床心理士の場合って、流派にもよると思うんですけど、教育分析とかスーパーバイズとかで、自分がクライアント側になる経験をある程度してるじゃないですか。でも医者になるうえで、そういうトレーニングってほとんどないんですよ。むしろ医者になるプロセス自体に、関係の非対称性みたいなものが伴ってるんじゃないかという気もします。

東　そうかもねえ。非対称性という意味では、たとえば白衣着てるだけでも患者さんがこっちの言うことを聞いてくれる確率って高くない？　そんな関係性に慣れた医者が、試しに白衣を脱いで診療してみたら、結構きついかもね。むしろそういうトレーニングもいいんじゃないかと思うんだけど。

――蒲生先生は、普段はどういう服装で？

蒲生　大学にいたときはTシャツの上に白衣着てました。今は訪問診療なんで、Tシャツでお宅にお邪魔してます。

東　近頃はもう白衣着ない医者も多いのかな。

蒲生　でもほとんどの医療機関は白衣じゃないですかね。白衣どころかネクタイもしなさいというところもあるみたいですし。

東　今ふと思い出したけど、四〇年以上前、医療機関にいたときのことですけど、僕も白衣着てたんですよ。あるとき、勉強会があって、心理関係の参加者から「あなたはなんで白衣着てるんですか」って聞かれたことがあった。でもそんなこと一度も考えたことなかったので、「服が汚れてるのが隠れるんで助かります」とか、しょうもないことを答えた記憶がある（笑）。今思うと、大事なことを突っ込んでいただいたんだなと。その後、初めて白衣を着ない面接をしたとき、実際に少々のやりにくさを感じましたね。それまでいかに白衣に頼っていた部分が大きかったかに気づかされました。医療機関や大学の「看板」もそうだけど、自分を助けてくれる、いや、過保護にしてくれる浮き輪はあれこれある。

——そういうことって、いろんな職業であるような気はして、たとえば国会議員がスーツ着てなかったらちょっと違和感ありますよね。白衣で言うと、受診する側がそういうものを求めてるところもあるのかなとも思ったり……。

蒲生　まあ、医者を判断する材料って基本的に少ないですからね。たとえば私がネクタイして白衣着て、でも髪型はモヒカンだったら、やっぱり「なんだこいつは」となると思うんです。いくら真摯に対応しても、患者さんからすればどこか嫌悪感が残ると思うんで、ステレオタイプの安心材料として、白衣の利用価値はみんな求めてるのかもしれないですね。それに白というのはそれなりに意味があって、やっぱり清潔感は大事だと思うんですよ。医療を行ううえでの機能としては、実はあんまり意味ないのかもしれないですけどね。

東　白衣着てるとジョイニングはすごく楽だしね。患者さんがもつ「関係性の期待」に合わせていくためにも役に立つツールではあると思うけど、そこを履き違えて、自分のコミュニケーションの力量の高さや自分自身の価値そのものだと勘違いするとちょっともったいない。下手をすると権威的な立ち居振る舞いが日常になってしまうかも。

――さっきの入院の話も、看護師さんは、ある種精神的に白衣を脱いで言葉をかけてくれたんですかね。

蒲生　そうかもしれないですね。やっぱり今はいろいろな問題があるので、看護もエビデンスベースドになってるんですよ。要するに、こういうエビデンスがあるからこうします、みたいなことが多いと思うんですけど、私に声をかけてくださった方は、たぶん医療者としてではなくて、人として、効かないと思ってる治療を続けられたらつらいですよね、と声をかけてくれたと思うんです。医療の壁を取り除いて接してくれたので、そこが効いたんじゃないかという気はします。

さっきの責任の話でいうと、責任を回避するには医療という盾を使いたいし、白衣にもたぶんそういった機能があるんでしょうね。だから、そこを一回取っ払うのは大事なことなのかもしれません。医者になるプロセスで、「人としての」みたいな部分って、昔から言われてる割には結構ないがしろにされてますし。

東　「病気ではなくて、人をみよ」とかね。

蒲生　東先生や私の立場は、「病気ではなく、システムをみよ」ですけど（笑）。

東　その通り！（笑）

◆コンテキストをみるために

――医学部では外来診療のやり方も教わらないとか……。

蒲生 偉い先生や先輩がやってる姿を見るだけじゃないでしょうか。私が医者になって最初の一ヵ月は、上の先生について採血の仕方とか問診の取り方とか教わって、一ヵ月経ったら新患のとこに連れてかれて、「じゃあ、あとはよろしく」という感じでした。

東 僕が学生に教えるときはいつも、「初回面接が命」なんて言うんだけどね。医療でいったら初診かな。医学部ではそのような指導は？

蒲生 医療だと予診ってシステムがあるじゃないですか。本診に入る前に生活歴とかを聞く。そこはしっかりやれって言われると思うんですけれども。

東 予診の教育はある？

蒲生 あると思いますけど、それはたぶん情報が足りないとか、なんでこういうこと聞かなかったんだとか、コンテンツの話ですね。コミュニケーションの話ではないと思います。

東 常識の話ではあるけど、面接時の情報って二種類あって、第一の情報は症状などにかかわる内容。症状はいつからどの程度だとか、治療歴とか家族歴とか心理社会的背景とか。第二の情報は、面接者との関係性にかかわる情報で、協調的反応とか忌避的反応とか。とくによき治療関係の形成を重視するなら、後者重視。関係作りを丁寧に行いつつ前者の情報を入手する。だから、よき関係作りのためには、「これに関しては今は聞かないほうがいい」なんてこと、いくらでもあるよね。今そこを掘り返しちゃまずかろう、みたいな。

蒲生　ですよね。センスのいい研修医のなかには、ここは今は聞かないほうがいい、これ聞くとパンドラの箱開けちゃうんじゃないか、と感じる人がいるみたいです。

東　たとえば疼痛で入院している整形外科の患者さんが、心療内科受診を勧められたりする。患者さんは、「なんで自分が心療内科に回されるんだ？　体が悪いのに心の問題扱いしやがって！」。そんな患者さんの予診時に、生育歴・生活歴だとか、ストレスがどうこうなんてこと聞いたら、ますます怒り出しても仕方ないですよね。でも、インテークシートを全部埋めなきゃいけないなんて責任感で、あれこれ聞いちゃう人がいます。それで、怒らせたまんまで本診へ誘う（笑）。それではまずいので、うちの大学院生が実習で予診をとる場合、全部埋めなくてもいいから関係作りを大事にするよう、本当に口うるさく言ってます。仏頂面で来てる人が、ニコニコ顔で本診に入れるようにする、それがあなたの大事な仕事だよ、と。インテークシートはしっかり埋めたけど、仏頂面のまま本診に入れてしまうような心理士は雇ってもらえないよと言うんです。

蒲生　予診をとるのって、若い医師とか、場合によっては心理士さんなどじゃないですか。そういう人たちって、本診で「なんでこれ聞いてないの」って言われたくないし、怒られないためには漏れなく聞くみたいな形で、どうしてもコンテンツ重視になる。そういうところに追いやってるのは上の先生たちなんじゃないかという気はしますね。「このへんは後でこっちで聞いとくから、今はいいよ」とか言ってあげればいいと思うんですが。

それに、実際のところ、診療でそういう情報をどれだけ活用してるかも疑問ですしね。予診で得られた情報を全然気にせずに、「うん、統合失調症ですね」とか言って、いやいや、これだったらなんでトラウマの可能性を考えないの、とか思ったりすることも多々ありますからね。白衣もそうですけど、お作法的な部分は、まだまだ医療では重視されるのかもしれません。やっぱり医学教育は、基本的にコンテンツ重視なんだと思います。

東 コンテンツももちろん大事ですけどね。それをいかによきコンテキストに乗っけていくか。それができないと、近い将来ＡＩに仕事もってかれるんじゃないかな（笑）。

蒲生 そう思いますね。この前ある学会に参加したのですが、面白かったのは、心理士に言えないこともロボットになら言えるという発表があって。どんどんそういう方向に進んでいくんじゃないでしょうか。そうすると、最後、人でなければいけないのはどこなのか？ と考えると、ＡＩってシステムを読むのは苦手なんじゃないかって気がするんです。ＡＩはやっぱりコンテンツなんですよね。

東 でもひょっとして、たとえば家族面接の様子をさまざまな角度から録画して、家族メンバーやセラピストの表情なんかをことごとく解析して、面接における諸々のコンテキストを読みとる技術もいずれできるんじゃないかと僕はにらんでる。

蒲生　そういったものが出てくれれば、教育に活かせたりもするかもしれませんしね。

◆憑依！

——せっかくなので、憑依についてもぜひ。

蒲生　でも、最近めっきり減りましたよね。昔は割と診察したのですけどね。解離症を専門としている先生のところにはときどき来るという話もうかがいますけど、普通の精神科ではほとんど見かけなくなってるんじゃないでしょうか。東先生はどうですか？

東　たまに来ますよ。

蒲生　やっぱり京都だからという気がするんですよね。京都ってまだ宗教的な文化が強いじゃないですか。

東　かもしれんね。

蒲生　東京だともう憑依はそうそう出てこない気がしますね。昔に比べると憑依のメリットがなくなったんですかね。憑依も行動って考えれば、憑依が強化されなくなったのか……。

——憑依って、何で強化されるんですか？

蒲生　やはり周りの反応はあると思いますし、憑依することで何か解放される部分があるんじゃないでしょうか。昔でいえば狐憑きって、割と一般的な現象だったわけですけど、狐として自由に振る舞えるって、抑圧された村のなかで生活してる者にとっては、カタルシスになると思うんですよね。周りも大騒ぎしてくれる。行動の機能としてそういうのはあるんじゃないかと。今は、それをする必要がなくなったのか、何かもっと行動コストが低い、同じ機能をもつ行動に置き換えられたのか……。

——憑依が減ってる代わりに何かが増えてる可能性もある?

蒲生　何かに代替されてるかもしれないですね。一つはSNSかもしれない。匿名で使えるじゃないですか。いわゆる裏垢で、別な自分を意図的に作り出せばいいわけなんで、その人自身が変容する必要はない時代になってるんじゃないかなと思いますね。匿名で攻撃的な投稿だってしようと思えばできる。

あと、文化的な側面もあって、そもそも憑依という現象を知らなければ憑依などしないかもしれない。本文にも書きましたけど、たぶん、日本人にはゾウは憑かないわけです。でも、アフリカに行くとゾウ憑きってものがある。そういう意味では、憑依・憑き物って言葉自体、今の人はあんまり知らないから、なくなっていくんじゃないか、なんて考えています。

東　僕の場合、「憑依」っていうのは、ある種のネガティブな磁気みたいなものが集まった状態と割り切ってます。するとたまに敏感な人がいて、それを何かの形象として視覚的に捉えることができる。それが文化によって捉え方が変わるだけじゃないかと。ポジティブな磁気の集まりなら、日本人なら天照大神や阿弥陀様に見えるし、欧米人ならキリストや天使に見えるかもしれない。ネガティブな磁気の集まりだと、キツネだとか悪魔だとか、それこそゾウに見えたりね（笑）。でも「憑依」って、実際に減ってるのですか？

蒲生　もちろん宗教施設で扱われているケースはあると思いますけど。そういう人を医療機関に連れてきて治せるかというと、ちょっと難しいかもしれないですね。その人のコンテキストはやっぱり宗教なので。キリスト教の悪魔が憑いてる人を仏教で治すのは厳しいと思います。憑依って相手の文脈が非常に大事になる。

東　何でもそうだろうけど、とくに憑依はそんな気がします。

——お二人のように憑依のコンテキストをよく知っているわけじゃない治療者のところに憑依の人が来たら、どうなりますかね？

蒲生　統合失調症と言われるか、何らかのパーソナリティ症、場合によってはてんかんと言われるか……。

——うーん、それだとあまり変わらない気が……。

蒲生　憑依の文脈に乗らないわけだから、あまりうまくいかないかもしれません。

東　でも、解離症の治療に長けた先生なら、治せることも大いにありえる。

蒲生　そうですね。ただ私の恩師がよく言うんですけど、うつ病しか知らない精神科医はうつ病としか診断できない。同じように、憑依の概念を知らない若い医者が増えてきたら、憑依という現象をみても憑依と思わずに、幻覚・妄想状態とみなす可能性は高いと思うんです。そういった意味では、もちろん診断をつけて治療するのは医療では大事なことですけど、診断にこだわりすぎるのもどうなんだろう、と。憑依は何かがとりついてるという文脈で対応するのがいいと思うんですよね。そうじゃないと、何か診断つけて入院させて薬が出て終わり、になるんじゃないでしょうか。

そのうちＡＩがとりついた人が出てくるのかもしれませんね。

東　ＡＩも何かに憑依されたりね。突然「パオーン」とか言い出して。おっ、君はアフリカ産のＡＩだったのかって（笑）。

◆二人の強化子

――そろそろ残り時間が少なくなってきました。最後にうかがいたいのですが、お二人にとって、医療や心理の世界で生きる、その行動の強化子は何でしょう？

東　僕の場合は、人を育てるのが大好き。これはもう、ほんま好きやね。なので臨床指導はとても楽しい。強化子は、やっぱり学生やバイジーが一皮、二皮むけて成長した姿を見ること。それが何よりのご褒美ですね。

蒲生　私の関心は、一貫して、行動の選択とか意思決定なんですよね。いくつかある自発できる行動のうち、なぜこの行動を自発したのか。そういう視点でみると、医療は意思決定、選択された行動だらけの世界なんで、そういったものをたくさん学べたり、観察できたり、考えられるところが、医療の世界で生きる意義なのかなと思います。私は今、診療から経営に軸足を移していますけど、経営ももちろん意思決定だらけで。そういった意味で、関心・興味を満たし続けてくれる世界ですね。

もちろん、患者さんを治すのも大事なことです。私、一応、ギャンブル行動症の治療で名が知れてしまったんですけれども、ギャンブル行動症のアセスメントや治療も基本的には行動分析学に基づいた話なので、医療に行動分析学が応用できるのは間違いなかったというところで、強化された。そういうことが「医療の世界で生きる」につながっていると思います。まあ、本当は一番フィットしてるのは医者よりも占い師なんですけどね（笑）。

まとめると、医療というのは強化子に溢れた世界だし、それを強化子にするか弱化子にするかは自分次第。なるべく自分にとって強化子の多い環境を医療に求める続けることで、医療がよくなることにもつながると思います。そう考えると、やっぱり、医療は縁であるということでございましょう。

——美しいクロージングです！（笑）　お二人とも、本日はありがとうございました。

引用文献

【序　章】

（1）後藤由夫『医学と医療・総括と展望』文光堂、１９９９年

【行動①】

（1）Madden, G.J., Johnson, P.S.: A delay-discounting primer. In: Madden, G.J., Bickel, W.K.（eds.）: *Impulsivity: the behavioral and neurological science of discounting*. American Psychological Association, 2010, pp.11-37.

（2）尾沼奈緒美、鎌倉やよい、長谷川美鶴他「手術を受ける乳癌患者の治療に関する意思決定の構造」『日本看護研究学会雑誌』27巻、45—57頁、２００４年

（3）杉本ゆかり、中村博、真野俊樹「診療所スタッフ（医師・看護師・医療スタッフ）のスキルが患者満足に及ぼす影響—慢性疾患患者別アプローチ」『日本医療マネジメント学会雑誌』19巻、49—58頁、２０１８年

（4）大宮司信『憑依の精神病理—現代における憑依の臨床』星和書店、１９９３年

（5）American Psychiatric Association: *Diagnostic and statistical manual of mental disorders. Fifth edition*. American Psychiatric Publishing, 2013.（日本精神神経学会日本語版用語監修、髙橋三郎、大野裕監訳『ＤＳＭ－５　精神疾患の診断・統計マニュアル』医学書院、２０１４年）

【行動②】

（1）七崎之利、諏訪部章「パニック値とは—現代版パニック値の考察」『日本臨床救急医学会雑誌』20巻、４８９—４９８頁、２０１７年

（2）Michael, J.: Establishing operations. *Behav Anal* 16: 191-206, 1993.

【行動③】

（1）難病情報センターウェブサイト「プリオン病（1）クロイツフェルト・ヤコブ病（ＣＪＤ）（指定難病23）」

【行動④】

（1）World Health Organization: Diagnostic errors. Technical series on safer primary care. 2016.

（2）ダニエル・カーネマン（村井章子訳）『ファスト&スロー—あなたの意思はどのように決まるか？（上・下）』早川

書房、２０１２年
（３）Norman, G., Sherbino, J., Dore, K. et al.: The etiology of diagnostic errors: a controlled trial of system 1 versus system 2 reasoning. *Acad Med* 89: 277-284, 2014.
（４）Mamede, S., van Gog, T., Schuit, S.C.E. et al.: Why patients' disruptive behaviours impair diagnostic reasoning: a randomised experiment. *BMJ Qual Saf* 26: 13-18, 2017.

【行動⑤】

（１）平島奈津子「いわゆる『神経症』の診断と診断のための面接」『精神神経学雑誌』１１１巻、８６８―８７４頁、２００９年
（２）国立研究開発法人国立がん研究センターウェブサイト　がん情報サービス「セカンドオピニオン」

【行動⑥】

（１）小林雅史「医療保険のモラルリスク対応の歴史」『生命保険経営』84巻、４―24頁、２０１６年
（２）迫井正深「ＤＰＣはいかに誕生したか―ＤＲＧとＤＰＣの違い」『保健医療科学』63巻、４８８―５０１頁、２０１４年

【行動⑧】

（１）厚生労働省「平成28年度診療報酬改定の基本方針（骨子案）に関する参考資料」２０１５年

【行動⑩】

（１）厚生労働省「慢性疾患対策の更なる充実に向けた検討会　検討概要」２００９年

【コラム】

（１）佐藤方哉「自覚せざる仏教徒としてのスキナー―随伴性とは縁である」『行動分析学研究』５巻、１０７頁、１９９１年

【終　章】

（１）Breland, K., Breland, M.: The misbehavior of organisms. *Am Psychol* 16: 681-684, 1961.
（２）厚生労働省ウェブサイト「『医行為』について」
（３）Michael, J.: Establishing operations. *Behav Anal* 16: 191-206, 1993.

著者――――

蒲生裕司（がもう・ゆうじ）

慶應義塾大学大学院社会学研究科修士課程心理学専攻修了後、聖マリアンナ医科大学医学部に編入。卒業後、国立精神・神経センター武蔵病院等に勤務。北里大学大学院医療系研究科博士課程に入学と同時に北里大学東洋医学総合研究所で漢方を学び、2009年に博士号（医学）取得。その後、国立病院機構相模原病院精神科医長、厚生労働省依存症対策専門官、北里大学医学部診療講師等を経て、現在、医療法人社団心清会理事長。2024年3月には東京医科歯科大学大学院医療管理政策学コースにて修士号（医療政策学）を取得。専門分野は行動分析学、意思決定、依存症・嗜癖、憑依など。著書に『よくわかるギャンブル障害』（星和書店）、『臨床の質を高める基礎心理学』『やってみたくなるアディクション診療・支援ガイド』（いずれも共編、文光堂）などがある。

本書は『こころの科学』219-230号連載「医療という行動」に加筆修正を施し、書籍化したものです。

医療《いりょう》と行動分析《こうどうぶんせき》の交差点《こうさてん》――隠《かく》れたカラクリを探《さぐ》る

2024年9月20日　第1版第1刷発行

著　者――蒲生裕司
発行所――株式会社 日本評論社
〒170-8474　東京都豊島区南大塚3-12-4
電話 03-3987-8621（販売）-8598（編集）振替 00100-3-16
印刷所――港北メディアサービス
製本所――井上製本所
装　幀――森　裕昌（森デザイン室）
検印省略　© 2024 Gamo, Y.
ISBN 978-4-535-98532-2　Printed in Japan